鍼通電療法テクニック
改訂第4版 運動器系疾患へのアプローチ

工学博士 大島 宣雄 監修
医学博士 山口 眞二郎 著

●医道の日本社●

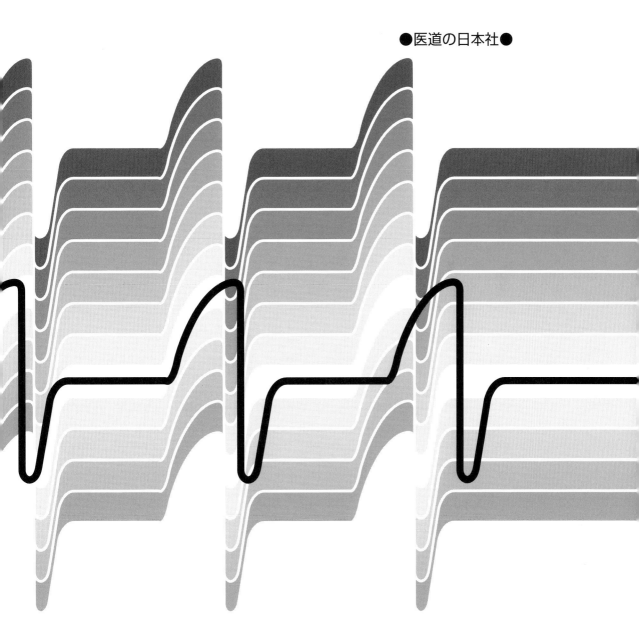

●監　　修
大 島 宣 雄

●著　　者
山 口 眞二郎

●ご協力いただいた方々（五十音順）

大 野 朱 美：解剖図選定

緒 方 兼 次：情報提供

久米美智也：写真撮影、情報提供

小 林 英 雄：セミナー主催

澤 田 謙 三：資料提供

霜 鳥 吉 弘：写真撮影

津 田 榮 司：情報提供

松 本 貴 志：X線図作成、写真撮影

村上名穂美：文書入力

山 口 美 依：確認法執筆、写真撮影、文書校正、図製作

和 田 恒 彦：文書入力、写真撮影、文献調査

改訂第4版　序

　本書が出版されて4年が経過しました。この間、大変多くの方々に本書を利用していただき、また好評をいただきましたことに感謝しています。

　著者自身、本書を用いた講義ならびに実習を開始して3年目になります。実習を進めていく中で、説明や図の不備、誤字などが多数見つかりました。読者の方々にはご不便をおかけしたものと反省しております。そこでこの度、全般にわたって修正を行うと同時に、第4章と第5章に手を加え、改訂第4版として再出発することとなりました。

　患者さんの立場に立った鍼灸治療を実現する第1歩は、確かな治療技術を修得することです。治療技術は、安定した治療効果を得るために、正確に再現できることが何よりも求められます。本書は鍼通電療法の技術修得を目的に書かれたもので、最新の研究の動向などは紹介されていません。

　冒頭にも書きましたように、本書が出版されて4年が経過する中で、世界の鍼灸の研究はますます盛んになり、4年前に比べると鍼灸の適応を判断するための科学的根拠evidenceも増加してきています。情報公開の時代にあって、「どんな症状に鍼灸が効くのか」という、科学的根拠に裏付けられた情報を患者さんに提供することが必要になってきています。しかし、残念ながら研究の動向を見る限りそれは過渡期であり、研究の途中経過を安易に公開することは患者さんを惑わすことになりかねません。鍼のEBM（evidence-based medicine）研究は非常に難しい面を含んでいます。臨床試験によって鍼の効果をうまく証明できない理由には、プラセボの設定の誤りや標本の大きさが少ないことなどの研究計画の不備が挙げられています。また、海外の研究論文を1つ1つ読んでいくと、私たちが日常行っている治療とは異なり、「病態」の把握や「証」の判定を行うことなく、決められた経穴のみに刺鍼するという方法で実験が行われている場合があります。このことも効果を証明できない一因になっています。

　本書で紹介している鍼通電療法は、筋肉および神経ごとに定量的に刺激を与えることによって結果の予測が可能な、再現性の高い治療技術です。診察を通して病態を明らかにし、その病態によって刺激する筋や神経を選択します。単に決められた経穴に鍼を刺入する治療方法ではないため、修得にはかなりの時間を要します。このような技術が1つでも多く伝承され、厳密な臨床試験によって、現場の臨床家が日頃感じている手応えの科学的裏付けが得られることを望んでいます。

　本書改訂第4版が、専門学校ならびに盲学校理療科の実習、卒後研修の一助となり、将来的に1人でも多くの患者さんの苦痛を和らげることにつながればと願っております。

2004年8月

山口　眞二郎

監 修 序

　私どもの研究室の有力なメンバーの一人である山口眞二郎先生が、多年の経験と科学的な根拠に基づいて、このようにわかりやすく、役に立つ鍼治療の指導書を完成させたことをまずもって喜びたい。

　著者の山口先生は、15年以上の豊富な臨床経験に基づいて、本書を3年かかって準備されたと聞いている。彼は、この分野では名の知れた臨床家であるが、同時に、現在は、筑波大学の大学院医学研究科博士課程の学生として、研究に励んでいる学究の一人でもある。そして私は、山口先生の指導教授であるとともに、頚椎、腰椎の神経根症のために、彼の治療を受けている"患者"の一人でもある。そのような立場から本書を通読すると、この分野には素人の私にでもよく分かる、治療の要点が実に適切に記載されている。私事にわたって恐縮ではあるが、私は、数年にわたって都合2ヵ月ばかり入院した。そこではだいたい、"時間が薬"とされていたのに対して、山口先生の治療は、懇切丁寧をきわめ、さらにいろいろな可能性を想定して、綿密な治療計画を示してくれることに、患者としては大きな安心感を感じている。

　本書の主題である鍼やあるいは漢方などの治療は、どちらかといえば、その有効性は多くの人が実感しているにも拘らず、その効果の科学的根拠に関しては、必ずしも学問的な定説がなかったのではないかと、私はつねづね感じている。私どもの研究室ではたまたま、20年以上前から微小循環の血液の流れの動態を可視化する方法を確立することに努力を払ってきたので、これらの方法は鍼などの伝統的な治療法にも応用できると漠然と感じていたが、山口先生はそれを、ここ数年の研究で実証してくれた。しかしそれはまだ、治療医学や生理学からみても初歩的な成果に過ぎず、今後の研究の発展に大いに期待を寄せている。

　この本を通読して、私はまた、かなり情緒的なことも感じている。本書の図版のかなりの部分は山口夫人の手になるものであるが、その絵にも本文にふさわしい品性が感じられる。そして著者はまた、クラシックギターのセミ・プロ級の名手であり、私には彼の奏でる音楽のやさしさがこの本の根底にあるように思える。

　このような点から、本書がこの分野の初学者の座右の書となることを祈ってやまない。

2001年5月

筑波大学基礎医学系教授

大島　宣雄

この本を読まれる方へ

　鍼通電療法は正しく行えば非常に効果的な治療法です。しかし、修得には大変な時間がかかり、また適当な実習書も見あたらないのが現状でした。セミナーや講義を担当する度に少しずつ工夫をこらして資料を作成してのぞんでいても、どこか欲求不満の残る授業になってしまうのが常でした。確かに技術の修得は、ある程度基礎的なことを学んだ後は臨床経験を通して自分で身につけていくものなのですが、すべてを経験に頼っていたのでは技術の修得と継承に膨大な時間がかかってしまいます。鍼通電療法をきちんと勉強するためには、高価な医学書が多数必要であり、初学者の学習上の負担は無視できないものがあります。そこで、1冊で知識から実習方法までが勉強できる本の必要性を強く感じ、約3年の執筆期間を経て誕生したのが本書です。

　本書の内容は、茨城県にある常総医療センター鍼灸科で実施した「常総セミナー」で使用したテキストが母体になっていますが、医道の日本社での出版が決まった後に、理解の助けとなるように多数の図と写真を入れ、解説も全面的に書き改めました。

　本書の前編では、筆者が現在の医工学研究室において大島宣雄教授の御指導のもとに学んだ知識を反映させました。また医工学研究室微小循環グループでは現在鍼の研究が活発に行われており、将来的にはその研究成果を本書に取り入れていければと考えています。

本書の特徴

○安全性については、従来の教科書にないページ数を使って解説しました。
○確定している機序（メカニズム）、どのようなしくみで効くのかを、簡単にわかりやすく
　解説しました。
○本書の最大の特徴として、具体的にどうやって練習するのかを多数の図を用いて説明しました。
　した。
○運動器系疾患にどのように用いるのかを、診察から治療まで、経験を含めて丁寧に解説しました。
　ました。
○単なる技術書に止まらず、鍼治療を医療にいかにうまく適合させていくかという点から
　様々な工夫をこらしました。

対象者

　これから鍼通電療法を学ぼうとするすべての方を対象としました。学校で鍼を刺す技術や消毒に関する知識が身についた段階で、さらに技術を習得したいという方や卒後研修として

鍼通電療法を身につけたいという方に、必要な知識や練習方法を多くの図解をつけて解説してあります。

　後半では、卒業後、整形外科病院やリハビリテーション科でよくみられる一般的な運動器系疾患に対して、これらの技術をどのように用いるのかを診察から治療まで詳しく解説しました。

本書の使い方

●前　　編

第1章　鍼通電療法の基礎知識

　鍼通電療法は西洋で開発された電気刺激装置と東洋に起源を持つ鍼治療が融合した非常にユニークな治療法です。その歴史的な背景を踏まえ、この治療法の利点と欠点を解説してあります。

第2章　装置の理解

　現在市販されている低周波治療器（低周波鍼通電装置）は大変使いやすく、少し練習すればとりあえず使えるようになります。しかし、そうした油断は思わぬ事故につながります。装置の構造や機能をしっかり理解して安全に使えるように解説しました。

第3章　安全管理

　一般に、エレクトロニクス技術の向上により非常に簡単に電気を利用できるようになった反面、事故も増加しています。鍼通電療法も利用者が増え適応が拡大すれば例外ではないでしょう。鍼通電療法は、鍼に電気を通すために、鍼による事故と電気による事故の両方が考えられます。未然に事故を防ぐためには、的確な知識を身につけることが最も重要なことです。

第4章　反応が現れるしくみ

　治療効果がどのようなしくみ（機序、メカニズム）で現れるかを、これまでにわかっている研究成果をもとに筆者の個人的な考えも含めて説明してあります。

第5章　実　　習

　学生の場合と卒後研修とでは、実習に割ける時間も参加人数も異なるでしょう。難易度を参照して実習を行って下さい。

★	レベル1：	学校の実習で修得させてほしい事項
★★	レベル2：	少人数の実習で、指導者が十分に目の届く範囲で練習してほしい内容
★★★	レベル3：	未熟な知識で鍼の操作を誤れば危険をともなうので、1対1で実習できる環境で行ってほしい内容

実習を担当される先生や現場での指導者のために、指導上注意すべき点を書きました。鍼や電気刺激は、一歩間違えると大きな事故につながります。ぜひ、この部分を念頭において練習をしていただくことを希望します。

●後　　編

第6章　理学的検査

理学的検査は病態を把握するために重要です。検査手技、陽性を判断する基準、関連する疾患を整理して記憶し、また治療部位を決める際の参考にするために、検査によって症状が誘発されるしくみを解説しました。

第7章　疾患各論

日常臨床でよくみられる疾患に対して、基礎知識、治療のポイントを記載しました。治療のポイントは第5章で学んだ技術を応用します。

著者

●目　　次

改訂第3版序　Ⅲ

監修序　Ⅴ

この本を読まれる方へ　Ⅵ

●前　編

第1章　鍼通電療法の基礎知識 ────────────── 2

1．歴　史　2

1）電気刺激療法の起源／2　　2）鍼通電療法の起源／4

3）鍼麻酔と鍼通電療法／4

2．鍼通電療法の利点　6

1）刺激を定量的に与えられる／6　　2）量 - 反応関係／7

3）鍼はどのような役割をするのか／8　　4）筋肉を刺激する利点は？／8

3．どういう欠点があるのか　9

第2章　装置の理解 ──────────────────── 10

1．低周波鍼通電装置の基本構成　10

1）電源／10　　2）出力波形／10　　3）出力電圧（電流）／12

4）リード線と電極／13

2．低周波鍼通電装置の機能　13

1）波形／13　　2）パルス波のパターン／15　　3）出力調整／15

4）周波数調整／16　　5）通電時間／16　　6）安全回路／16

第3章　安全管理 ──────────────────── 17

1．鍼治療による過誤の発生状況　17

2．鍼による過誤の予防　18

1）感染症／18　　2）気胸／21　　3）炎症／22　　4）脊髄・神経損傷／23

5）心臓損傷（心タンポナーデ）／24　　6）まとめ／24

3．電気を通すことによる過誤の予防　25

1）マクロショックとミクロショック／25　　2）漏れ電流／27

3）電気分解による折鍼／27　　4）まとめ／27

第4章　反応が現れるしくみ ──────────────── 28

1．鍼刺激はどのように伝えられるか（伝導路）　28

1）受容器／28　　2）体性求心路／29　　3）中枢神経系／29　　4）遠心路／30

●目　次

2．鍼（通電）刺激と反応の現れかた　　30

3．運動器系疾患における鍼（通電）刺激の効果　　31

1）鍼と筋緊張／32　　2）鍼と血流反応／32

第5章　　実　習　―――――――――――――――――――――――――――――　34

1．はじめての鍼通電　34

1）準備／34　　2）基本練習／36

2．主な通電部位と適応症　40

1）筋肉

(1)僧帽筋／41　　(2)頭板状筋・頚板状筋／44　　(3)肩甲挙筋／47

(4)斜角筋／50　　(5)菱形筋／52　　(6)棘上筋・棘下筋・小円筋／54

(7)三角筋／57　　(8)上腕二頭筋／59　　(9)上腕三頭筋／61

(10)長母指外転筋・短母指伸筋／63　　(11)尺側手根屈筋／66

(12)円回内筋／68　　(13)腕橈骨筋／70　　(14)脊柱起立筋／72

(15)腰方形筋／75　　(16)大殿筋・中殿筋・小殿筋／77　　(17)梨状筋／80

(18)大腿筋膜張筋／82　　(19)薄筋・大内転筋／84

(20)大腿二頭筋・半腱様筋・半膜様筋／86　　(21)大腿四頭筋／89

(22)下腿三頭筋／92　　(23)前脛骨筋・長指伸筋・長母指伸筋／95

(24)長腓骨筋・短腓骨筋／98　　(25)後脛骨筋・長指屈筋・長母指屈筋／100

2）末梢神経

(26)肩甲背神経／103　　(27)橈骨神経／105　　(28)尺骨神経・正中神経／107

(29)坐骨神経／110　　(30)閉鎖神経・大腿神経／113　　(31)伏在神経／116

(32)脛骨神経／118

3）関節

(33)肩関節／120　　(34)肘関節／122　　(35)椎間関節／124

(36)仙腸関節／126　　(37)股関節／128　　(38)膝関節／130

(39)足関節／133

●後　編

第6章　理学的検査　―――――――――――――――――――――――――　136

1．頚椎　138

1）ジャクソン肩押し下げテスト／138　　2）ジャクソン頭部圧迫テスト／140

3）スパーリングテスト／142

2．胸郭出口症候群　144

1）アドソンテスト／144　　2）ライトテスト／146　　3）モーリーテスト／148

●目　次

　　　　4）アレンテスト／149

　3．肩関節　　150

　　　　1）ダウバーンサイン／150　　　2）ヤーガソンテスト／152

　4．手関節　　153

　　　　1）フィンケルスタインテスト／153

　5．腰椎　　154

　　　　1）ラセーグテスト／154　　　2）エリーテスト・大腿神経伸展テスト／156

　　　　3）ディジェリンサイン／157

　6．骨盤・仙腸関節　　158

　　　　1）ゲンスレンテスト／158　　　2）ニュートンテスト／160

　7．股関節　　162

　　　　1）トーマステスト／162　　　2）パトリックテスト／164

　8．膝関節　　166

　　　　1）膝蓋骨圧迫テスト／166　　　2）ラックマンテスト／168

　　　　3）マクマレーテスト／170

第7章　**疾患各論** ――――――――――――――――――――――――――― 172

1．**頚椎・肩・上肢の診かたと治療法**　　172

　　　1）頚椎疾患／172

　　　（1)頚椎椎間板ヘルニア／172　　　（2)頚部脊椎症および神経根症／174

　　　2）肩こり／176

　　　3）肩関節周囲炎／177

　　　4）絞扼性神経障害／178

　　　（1)胸郭出口症候群／178　　　（2)肘部管症候群／180

　　　（3)ギヨン管症候群（尺骨神経管症候群)／182　　　（4)手根管症候群／183

　　　（5)De Quervain狭窄性腱鞘炎／184

2．**腰部および下肢の診かたと治療法**　　185

　　　1）青壮年期の腰痛の特徴／185

　　　2）青壮年期にみられる腰痛／185

　　　（1)腰椎椎間板ヘルニア／185　　　（2)脊椎分離症／187　　　（3)腰痛症／188

　　　（4)腰椎捻挫（ぎっくり腰)／189

　　　3）高齢者の腰痛の特徴／189

　　　（1)高齢者に特有な所見／189　　　（2)一般的注意事項／192

　　　4）高齢者にみられる腰痛／193

　　　（1)骨粗鬆症／193　　　（2)変形性脊椎症／194

●目　　次

　　　　(3)腰椎すべり症(変性すべり症)／195　　　(4)腰部脊柱管狭窄症／196

3．股関節　　197

　　1）股関節疾患の特徴／197　　　2）変形性股関節症（変股症）／198

4．膝関節　　200

　　1）膝疾患の特徴／200　　　2）変形性膝関節症／201

5．足関節　　205

　　1）足部疾患の特徴／205　　　2）変形性足（距腿）関節症／206

●参考文献／208

●索　　引／211

カバー・表紙デザイン／河村　堅
第5章 解剖図製作／㈲彩考

前　　編

これから鍼通電療法を学ぼうとしている施術者のために
書いたものです。
基礎知識を身につけて基本練習を行ってから後編へ進ん
で下さい。

第1章 鍼通電療法の基礎知識

鍼通電療法(electro-acupuncture therapy：EAT)は、慢性的な痛み、筋肉のこりや血行不良に安定した効果を発揮する優れた治療法です。この優れた治療法をより深く知っていただくために本章を設けました。この本のメインである第5章に進む前に必要な基礎知識を学んでいただきます。準備体操だと思って読んで下さい。

1. 歴史

鍼通電療法は、東洋で誕生した鍼治療と西洋で発展した電気刺激療法が融合して生まれた治療法です。まさに東西融合型の治療と言えます。どのようにして2つの治療は出会ったのでしょうか？

ちょっとだけ歴史の跡を一緒に追ってみましょう。

1) 電気刺激療法の起源

驚いたことに、電気を使った痛みの治療の起源は古代エジプト(紀元前3000年)にまで遡ります。そんな時代にどうやって電気を使ったのかというと、墓石の図柄に電気ナマズの彫刻が残されていたことから、発電をする魚を用いていたと考えられています（図1.1)。古代ギリシャの哲学者であるアリストテレスも電気エイが痛みなどの感覚を和らげることを述べており、当時民間療法として受け入れられていたようです。おもしろいことに、電気魚の電圧は現在使用されている低周波刺激装置と近いものもあり(電気エイで40〜50V)、周波数も高いものと低いものの2種類がありました。このことは現在の知識と照らしても、電気魚が治療に有用であった理由なのかもしれません。その後、電気魚の痛みの治療としての歴史は、ヨーロッパにおいて18世紀まで続きます。

1650年に静電気装置が発明され、1744年にはこれを用いて人工的な電気が医学に初めて応用されました。1800年には電池(ボルタ電池)が開発され、ようやく人類は電気を人工的に作り出す様々な方法を手に入れ始めました。

19世紀になると、アメリカで歯痛に電気刺激が有効であることが知られ、多数の臨床試験が行われました。1858年にアメリカの外科医によって最初の電気刺激装置の特許が取得され

第1章 鍼通電療法の基礎知識

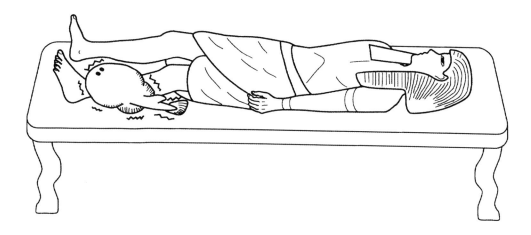

図1.1 古代エジプトにおける電気刺激療法の想像図

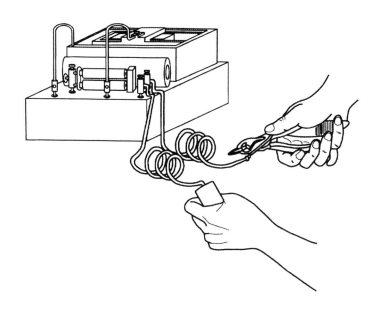

図1.2 世界で初めて特許を取得した電気刺激装置（Francis J.B. 1858）

前　編

(図1.2)、その技術はヨーロッパへ伝えられました。その後、小型で連続波・断続波を発生することができる装置が市販され、この装置を用いることで操作が簡便になり、神経痛や知覚過敏、歯痛、顎痛、膿瘍の手術時痛に適応が広がったと考えられます。また、疼痛部位だけでなく、四肢に電極を用いるといった鍼灸療法で行われるような遠隔部の刺激が行われており、末梢神経の刺激によって鎮痛が生じることが既に知られていたことは非常に興味深いことです。

　20世紀になると、電流量、周波数などの刺激条件と有効性の関係が調べられ、神経支配の分布や2点間識別閾、感覚閾値に及ぼす効果など生理学的な研究も行われるようになりました。適応も広がり、坐骨神経痛、腰痛、ヘルペス後疼痛、三叉神経痛の治療にも用いられました。そして、1967年にWallとSweetによって局所電気鎮痛の本が出版され、研究に弾みがつくことになりました。

2）鍼通電療法の起源

　初めて鍼に電気を通して治療を行ったのは中国ではありませんでした。1825年に、フランスの医師Sarlandiareが日本や中国から貿易によってもたらされた鍼に通電を行ったのが最初であると言われています。しかし、この時代には電気療法の基礎が築かれる一方で、電気を使用したニセ医者が横行し、鍼通電療法は社会的認知を得るに至らなかったようです。その後1900年代当初に、海外の医学雑誌に電気鍼を坐骨神経痛の治療に用いた報告が見られることから、一部の医師によって引き続き試みられていたことがうかがえます。

3）鍼麻酔と鍼通電療法

　鍼麻酔(acupuncture anesthesia)とは、鍼(通電)刺激が生理的な感覚をなくす目的で行われるもので、鍼通電療法とは症状の治療のために鍼に電気を通すようになったものをいいます。

　日本では、1950年代に皮内鍼を用いて産科や他の外科手術時に麻酔効果を期待して鍼が行われており、これが国内における鍼麻酔の始まりと考えられます。鍼に通電する治療法は1952年以降に良導絡療法の一つ（Electric acupuncture：EAP）として用いられていました。1965年には、東京教育大学附属理療科教員養成施設（1978年から筑波大学理療科教員養成施設）の芹澤らがパルスジェネレーターを開発し、運動機能に及ぼす影響について報告しています。また、1966年には、ペインクリニックにおいて安全な鎮痛方法として直流による鍼通電療法が既に紹介されています。このように、日本においても各方面で独自に鍼通電療法は臨床応用され、鍼の麻酔効果の認識が深まっていきました。

　中国では上海第一人民病院の医師たちが、1958年に扁桃摘出手術中の痛みを緩和するのに合谷の鍼刺激が有効であることを発見したことから、手術中の痛みを除去する目的で鍼刺激が多用されるようになりました。しかし、ある程度強い刺激で20分間程度刺激をしないと効

果が現れないことから、鍼に電気を通す必要性が生まれました。このことが安定した麻酔効果を得るために、鍼に電気を通す必要性を生むきっかけになったわけです。日本には1971年に新華社電として「中国で90％成功ってホント⁉　鍼を使った麻酔手術」という見出しでセンセーショナルに報道されました。この記事によると、中国では40万人に鍼麻酔を使った手術が行われ、90％の成功を収めたばかりか、外科手術を受けている患者が笑いながら医師と話をしている写真など（図1.3）、一見信じがたい内容が書かれていました。翌年の1972年にはアメリカのニクソン大統領が訪中した際に、中国の鍼麻酔が『ニューヨークタイムス』に

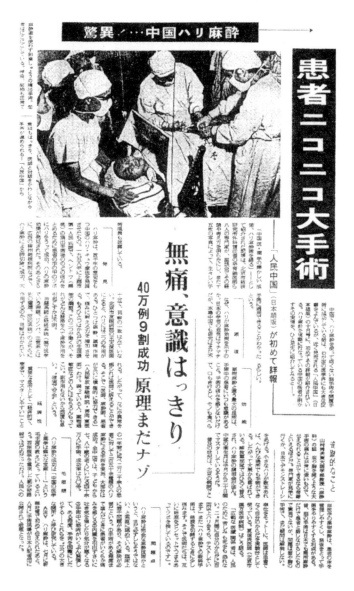

図1.3　中国鍼麻酔の衝撃
　　　　日本に飛び込んだ初期の報道（1971年9月14日付け毎日新聞）

前　編

報じられ、さらに大統領のおかかえ医師であった Tkach によって伝えられた鍼麻酔の驚くべきエピソードが欧米に衝撃を与えました。このことをきっかけとして、なぜ鍼で痛みが和らぐのかという科学者たちの興味を湧きたたせることにもなりました。前述のように、その頃欧米の生理学者や麻酔学者たちが電気刺激で痛みが和らぐしくみを研究していたことが、鍼麻酔の効果を科学的に証明することにつながりました。報道の直後から、『Science』などの世界の科学雑誌に多数の鍼麻酔の効果に関する報告が掲載され、効果の是非に関する議論が巻き起こりました。議論の決着に1つの大きな指針を与えたのが、1973年のオピオイド受容体の発見であったと言えます。オピオイド受容体は中枢神経に存在し麻薬様物質と特異的に結合するもので、研究者たちは鍼刺激で痛みが和らぐしくみもこの受容体を通して生じるのではないかと考えて研究を進めました。その結果、鍼によって生じる鎮痛（鍼鎮痛 acupuncture analgesia）はオピオイド受容体を介して起こっていることが証明され仮説は的中しました。これらの科学的発見は、その後鍼治療を世界的に普及させることに大いに貢献したと言えます。

　1980年代になって中国の政治的社会的実状が知られるとともに、麻酔としての効果の追試研究が行われるようになり、鍼通電刺激が手術中の痛みを消失させるほどの劇的な効果が当初報道されたほどではないことが明らかになりました。この頃から外科手術に用いられる鍼麻酔としてよりも、むしろ運動器系や循環器系、神経系、婦人科系、泌尿器系、精神科領域などの様々な症状に効果があることが知られ、広い分野で鍼通電刺激が利用されるようになっていきました。

　筑波大学理療科教員養成施設では1980年代に入って多くの患者に対して鍼通電療法を行い、多数の臨床例を報告してきています（『月刊医道の日本』、「理療科診療録」49巻12号～54巻6号を参照）。運動器系、循環器系、泌尿器系疾患をはじめ、癌性疼痛やスポーツ傷害など臨床例の種類と数はかなりのものです。本書で解説する鍼通電療法の技術はこれらの臨床経験に基づいています。

２．鍼通電療法の利点

　少し歴史から離れて、鍼に電気を通すとどのような利点があるのかを考えてみましょう。

１）刺激を定量的に与えられる

　古来より行われてきた鍼治療は、手技操作によって機械的な刺激を皮膚や筋に与えることによって反応を引き出す治療法です。しかし、各々の術者の経験によって手技や刺激量が決められるために、客観的にどのくらいの量の刺激が加えられたのかを知ることは困難でした。これに対して鍼通電療法は、一定の刺激を与えることができるところに大きな特徴がありま

す。しかも周波数や電流量を変えることで、定量的に刺激量を変化させることができます。また、一定量の刺激を時間を決めて与えることができるため、トータルでどのくらいの刺激が加えられたかを客観的に知ることができます。

2）量－反応関係

　定量的に刺激を与えることができるとどのような利点があるのでしょうか。この疑問に答える前に、少し薬の効果の研究例を挙げて考えてみましょう。

　私たちが通常飲んでいる様々な薬の効果を調べる研究方法として、薬の用量とそれに対する生物反応（以下、反応と略）との関係をラットやマウスなどの動物を使って調べる方法があります。薬の用量を増やしていくと反応も大きくなり（これを用量－反応関係といいます）、一般に両者の関係をグラフにプロットすると曲線になります（用量－反応曲線）。図1.4にその典型例であるＳ字状曲線（sigmoid curve）を示しました。薬の用量を横軸に、反応の指標を縦軸にとってあります。薬の用量を増やしていくと、一定量以上では反応は頭打ちになっています。このように、典型例では用量と反応との関係はＳ字状となります。このような結果は、薬の用量と反応とに密接な関係があるという有力な証拠の１つになります。

　さて話を元に戻しましょう。上記の横軸に、鍼通電刺激の刺激量（電流量または周波数）を、縦軸に刺激による反応量をとったとします。さてどうなるでしょう？　そうです。刺激量と反応との関係が見えてきます。どの位の刺激量でどのような反応が現れるのかがわかれば、臨床に応用する場合に大変有益な情報の１つとなります。１例を挙げて説明しましょう。図1.5を見て下さい。このグラフは、ラットの足に鍼通電刺激を行って、その時の胃の蠕動運動を調べたものです。横軸に電流量を縦軸に胃蠕動運動の変化率を示してあります。電流量を大きくしていくと３mAまでは反応も大きくなり、それ以上の強さでは反応がほぼ一定に

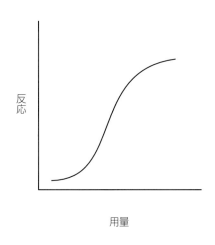

図1.4　用量－反応曲線

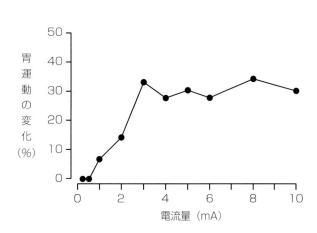

図1.5　ラットの足に鍼通電刺激を行った時の胃運動の反応

前　編

なっていることがわかります。この実験結果から、足の鍼通電刺激で胃の運動を高めるには2 mA以上の電流量が必要であることがわかります。この例からも鍼通電療法にも刺激量－反応関係が成立することがわかります。しかし、こういった基礎研究は現時点ではまだまだ少ないのが現状です。

3）鍼はどのような役割をするのか

　腰痛や肩こりの治療用として知られている経皮的電気刺激（transcutaneous electrical nerve stimulation：TENS）という表面電極を用いる治療器があります。これは「低周波治療器」という名称で薬局でも数千円で購入することができます。最近のTENSは電極がとても良くなったので、以前のように刺激中にピリピリする感覚はだいぶなくなりましたが、まだ皮膚に刺激感があるのは否めません。自分の身体で試してみて下さい。表面電極で刺激をした時と鍼通電刺激をした時に、両者の感覚に明確な違いがあることに気づきます。鍼を筋肉まで十分に刺入して通電を行った場合には、皮膚が刺激されるような感覚はまったくと言っていいほどありません。なぜこのような違いが生じるのでしょうか？　一般に電流には流れやすい方（電気抵抗が低い方）に流れるという性質があります。したがって鍼を筋肉内まで刺入して通電すると、電気抵抗が低い筋肉の方へ流れます。そして電気に反応しやすい筋肉や神経が興奮し活動することになります。鍼で通電をした場合でも、皮膚に多少の電流は流れますが、大部分は筋肉に電流を誘導することになります。一方、表面電極では直接接触している皮膚に電流が流れやすいため、皮膚に分布している知覚神経が刺激されピリピリした感覚が生じることになります。

　したがって鍼電極で刺激した場合、非常に特殊な心地よい感覚が得られます。ある患者は、「まるで小人がハンマーでコツコツと叩いているようだ」と表現しました。要するに、鍼は筋肉まで電気を誘導する役割を果たしているのです。

4）筋肉を刺激する利点は？

　第一に、筋肉の血行を改善しこりをほぐすのに有効です。しかも、鍼灸師が行う触診によってこった筋肉を見つけだし、そこに鍼を刺して電流を流すのですから、かなり効率の良い方法だと言えます。

　第二に、筋肉を刺激することで筋肉を支配している神経に含まれている求心性神経を興奮させ、中枢神経に信号を送ります。この信号は、鎮痛系を賦活したり、反射によってホルモンの分泌や自律神経を調節します。

3．どういう欠点があるのか

　良いことばかりを書いてきましたが、どんな治療にも欠点は付き物です。しかし、その欠点に転ずる理由を十分に理解して使用することで欠点を回避することができます。「第3章　安全管理」(p.17参照) で詳しく述べますが、鍼通電療法は鍼によって生じる過誤と電気によって生じる事故の両方を念頭に置いて治療に当たる必要があります。したがって、双方の知識は不可欠です。例えば、鍼による感染や折鍼事故、気胸は当然考慮して教育・訓練を行わなければなりませんし、導電体である鍼を体内に刺入することによってミクロショックによる事故が発生する可能性もあります。これらは知識さえあればすべて避けることができる問題であり、教育を徹底すれば起こり得ないことです。しかし、電流量や周波数と生理反応との関係がまだ十分にわかっていないために、手探りの部分が少なくありません。この点に関しては研究者の端くれであります私も反省しているのですが、さらなる研究が必要であると思っています。

第2章 装置の理解

　この章では鍼通電装置の原理と特徴を理解した上で、特に装置の不具合や安全性に十分対処できるだけの知識を提供します。内容的には少し難しいかもしれませんが、臨床を支障なく実践し患者の安全管理にもつながる内容ですので読み進めて下さい。

1．低周波鍼通電装置の基本構成

　私たちが鍼通電用として使用している装置は、制度上は鍼電極低周波治療器というのが一般的名称です（『医療用具の一般的名称と分類』薬事日報社刊）。現在の治療器はエレクトロニクスの発展にともない集積回路（ＩＣ）が利用されるようになったことで、安定した刺激が可能になりました。いくつかの機種は表面電極と鍼電極の共用になっており、事故防止のための機能が備えられています。

　低周波鍼通電装置（図2.1）は、内部回路により低周波パルス信号を発生させ、そのパルス信号を出力回路で調整して刺激に適切な電圧を出力します。そして、鍼電極を通して生体組織に刺激を与えます。

1）電　源

　電源は家庭用コンセントから交流電流（100V）をとるタイプと、乾電池から直流としてとるタイプがあります。装置の故障によって過大な電流が生体に流れることを防止するためには乾電池で電源を取ることが望ましいと思われます。安定した出力を得るために、乾電池は一般的な電気製品と同じく、同じメーカーの物を使用するようにし、電池交換時はすべての電池を新しく交換するようにして下さい。

2）出力波形

　図2.2に通電装置から出力された最も単純な電流波形をオシロスコープ（電気現象を観測する装置）で記録したものを示してあります。横軸は時間、縦軸は電圧（電流）です。このように基線から一定の時間だけ電圧値が上昇して基線に戻る波形をパルス波といいます。そして

第 2 章　装置の理解

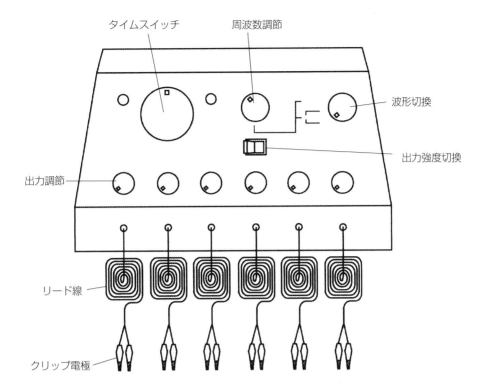

図2.1　鍼通電装置の外観

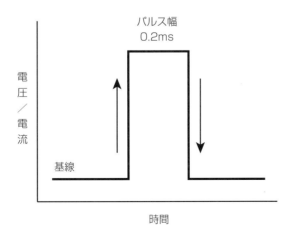

図2.2　パルス波

前　編

電圧が上昇している時間、つまり１個のパルス波の幅をパルス幅と言います。パルス幅は電気刺激を受けたときの刺激感と密接な関係があり、幅を広くすれば（時間を長くすれば）痛みが出やすくなり、幅を狭くすれば（時間を短くすれば）痛みを感じにくくなります。鍼通電装置では、このパルス幅は常に一定になるように設計されており、0.2 ms（0.15〜0.3 ms）くらいに定められています。１s（セカンド）は１秒のことで、１ms（ミリセカンド）は千分の１秒のことですから、0.2 msとは１万分の２秒（5000分の１秒）ということになります。１回の出力では非常に短い時間しか電圧が上昇しないことになります。

　１秒間にパルス波が出力される回数を周波数といいます。１秒間に１回ならば１Hz（ヘルツ）、10回なら10 Hzです（図2.3）。低い周波数を低周波、高い周波数を高周波といいますが、両者の定義は必ずしも明確ではありません。電気一般には20 Hz〜20 kHz（キロヘルツ）を低周波、20 kHz以上を高周波と呼んでいます。低周波治療器の上限周波数は1000 Hzとされていますが、鍼通電療法の臨床の分野では、１〜５Hzあたりを低い周波数、30 Hz以上を高い周波数と習慣的に呼ぶことが多くなっています。また英語ではlow frequency、high frequencyと表現しますので、そのまま訳して低頻度、高頻度という言い方も使われます。

３）出力電圧（電流）

　電圧は任意に変えられるようになっていて、最大でTENS用に70V、鍼通電用に35Vまで出力できるように設定されています。生体にある大きさの電圧を負荷した時に、生体における電流の流れやすさによって実際に流れる電流量が決まります。様々な生理反応や安全性を論じる上では電流量が問題になります。電圧と電流との関係は、基本的には「オームの法則」によって与えられます。「オームの法則」とは「導体に流れる電流は、電圧に比例し、抵抗に反比例する」という電気の基本法則を表したものです。いま、抵抗R（電気が流れにくい性質）の物体に、電圧Eを加えると、電流Iはオームの法則から以下の式で表されます。

$$E = IR \quad (1)$$

あるいは、$I = E/R \quad (2)$

　　E：電圧　単位はボルト（V）で電流を流すための電気的な圧力のこと。
　　I：電流　単位はアンペア（A）で、電荷の移動に相当する。
　　　　１Aとは、１秒間に１クーロン（C）の割合で電荷が移動する電流の大きさ。
　　　　１Cの電荷は6.25×10^{18}個の電子の電気量。
　　R：電気抵抗　単位はオーム（Ω）で、電流の流れにくさを表している。

　上式から、電圧Eを与えることによって、物体の抵抗Rが高ければ電流が流れにくく、抵抗Rが低ければ電流が流れやすくなると言えます。生体の電気特性は非常に複雑ですが、皮膚の電気抵抗は50000（50k）Ωくらいと言われており、体内の組織では非常に低く、500Ωくらいです。

4）リード線と電極

出力された電気エネルギーを生体に導出するために付属のリード線を使用します。リード線は二又に分かれていて、それぞれの先端にはクリップ電極かフック電極が付いています。この電極を生体に刺入された2本の鍼灸用ステンレス鍼に各々装着して出力すれば生体に電流が流れます。

2．低周波鍼通電装置の機能

装置の概要は理解して頂けたと思います。本節では治療に直接つながる装置の機能について解説します。

1）波　　形

前節で述べたように、鍼通電刺激に使用される波形は基本的にはパルス幅0.2 msのパルス波です。図2.2で示したパルス波は基線の上の方にしかシフトしていませんので、片方の極側にしか電流が流れていません（単方向パルス波）。電流は（＋）極から（－）極に向かって

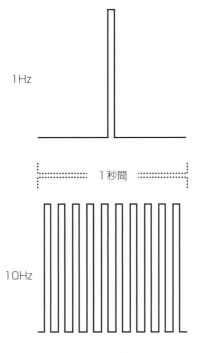

図2.3　周波数

前　編

流れますので、このパルス波で刺激した場合には電極の（－）極のほうでのみ刺激感と筋収縮が起こります。鍼通電装置では、図2.4に示したような極が瞬時に切り替わるタイプのパルス波（双方向パルス波）が採用されており、両方の電極部に刺激感と筋収縮が生じます。

　また、双方向パルス波には鍼の腐食（電食）を少なくするという利点があります。ステンレス鍼のような金属の電極を使って通電をした場合には、電気分解が生じて鍼を電食させてしまいます。電気分解とは、電解液中に電極を入れて電流を流すと化学変化が生じ、電極と電解液中の分子やイオンが電気的に中和するため物質が分解される現象をいいます。電気分解が生じると、電極に物質が析出しますが、この析出量はファラデーの法則に従います。すなわち、電極に析出する物質の量Wは、
　　　　W＝kＩt［g］　　　（3）
で表されます。

　ここで、k：比例定数（電気化学当量）［g／C］（1Cの電気量によって析出する物質の量）
　　　　　Ｉ：電解液中を流れる電流［A］
　　　　　t：電流を流した時間［s］

　（3）式からは、析出する物質の量W［g］は電流に比例し、また電流が流れる時間にも依存することがわかります。つまり大きな電流が長い時間流れれば（波形面積の増大）、その分だけ電気分解も進行していることを意味します。電食は（＋）極側に生じるために、同じ方向に長時間にわたって電流が流れ続けると電食が進行し折鍼が起こる可能性があります（図2.5）。そこで双方向に電流が流れて極が切り替われば鍼の電食を抑えることに役立ちます。

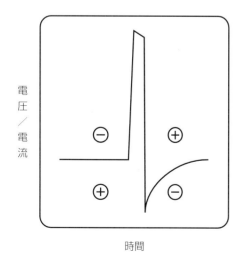

図2.4　双方向パルス波

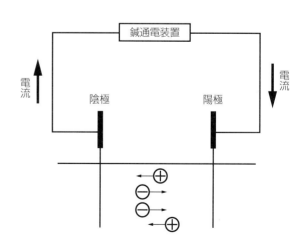

図2.5　通電による鍼の電食の模式図

2）パルス波のパターン

　パルス波の出力は、通常一定の周波数で連続的に出力する連続波が用いられます。機種によっては波形切り替えができるようになっており、断続的に刺激を与える断続波、高い周波数と低い周波数を交互に出力する粗密波などがあります（図2.6）。

3）出力調整

　出力電圧は任意に変えることができるようになっており、出力調整つまみを右へ回す（時計回り）と出力が大きくなるように作られています。鍼通電時に出力調整つまみを右に回して電圧を上げていくと、最初は軽い刺激感が生じ、さらに出力を上げると筋が動き始めます。もっと電圧を上げると痛みが生じますので、筋肉が軽く収縮し痛みが生じない程度に設定して治療を行います。

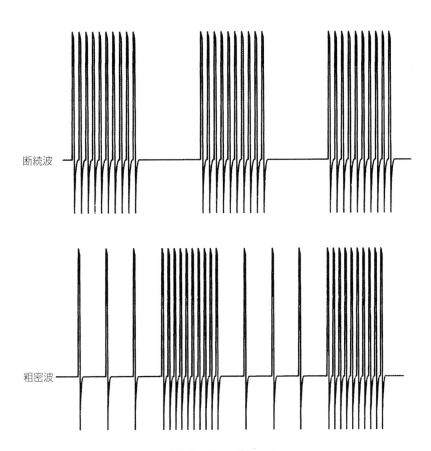

図2.6　出力パターン

前　　編

４）周波数調整

　周波数は0.5～100 Hzの間で任意に変化させることができます。出力周波数の確認は出力表示ランプの点滅かスピーカーからの音で確認できます。

５）通電時間

　タイマースイッチで連続設定あるいは自動的に出力が止まるようにするかを設定できます。忙しいときなどスイッチを切り忘れる恐れがありますので、タイマーを活用することをお勧めします。

６）安全回路

　使用後に出力調整つまみをオフにし忘れた状態で、再び使用するためにタイマーをオンにした時に、いきなり電気ショックが来ないような安全回路が内蔵されています。安全回路が働くと表示ランプで知らせるものもあります。

　この章では装置を主役に説明してきました。具体的にどのようにして使うかは、「第5章1．はじめての鍼通電」（p.34参照）に詳しく説明してあります。その前に、第3章の安全管理には必ず目を通すようにして下さい。

第3章 安全管理

　鍼治療は、欧米では積極的に補助医学として医療に取り入れられ始めていますが、その一方で多くの過誤の報告があるのも事実です。せっかく効果的な治療であっても、過誤が発生してしまっては患者の信頼を得ることはできません。鍼に電気を通す鍼通電療法も世界中で使用されていますが、幸いなことに鍼通電中の電気による事故の報告はきわめて少なく（皆無ではありません）、装置の安全設計が普及していることが功を奏しているものと推測できます。しかし、鍼通電療法の使用人口が今後さらに増加すれば、当然事故が起こりうる確率も高くなることが予想されます。そこで起こりうる事故を予測し、未然に防ぐ準備を整えておく必要があります。

　本章では過誤を未然に防ぐ手だてを、鍼そのものによるものと電気を使用することによるものに分けて説明してあります。過誤の発生の原因は術者の注意不足や知識不足といった面もありますが、根本的な問題は情報（実例）収集の不足および教育の徹底の不足にあります。なぜ過誤が発生したのかを十分理解し、予防に努めなければなりません。

1．鍼治療による過誤の発生状況

　医療過誤とは医療行為の誤りや失敗をいいます。鍼による過誤とは、間違った鍼の操作をしたり、思いがけない反応によって患者に悪影響を及ぼしてしまうこと（有害作用：adverse effect）をいいます。

　National Library of Medicineがインターネットのホームページで提供している鍼の文献リストによると、鍼による過誤に関する文献は178件に及びます。うち原著と思われる112件を表題から分類したのが表1です。いろいろな過誤が発生していることに驚かれるかもしれませんが、消毒や解剖学の知識不足、間違った鍼の操作といった教育の不徹底が原因で発生したものがほとんどです。報告数が多い感染症、気胸、炎症、脊髄・神経の損傷はどれも知識、技術と注意力の欠如によるものです。右側は散発的な報告ですが、背景には埋没鍼や未熟な刺鍼技術、適応の判定ミスが関係しています。以下に主な医療過誤を予防するための知識と具体策を解説していきますが、『鍼灸治療における感染防止の指針』（鍼灸治療における安全性ガイドライン委員会編、医歯薬出版刊）、「全日本鍼灸学会研究部安全性委員会報告」（全日本鍼灸学会雑誌, 50巻4号：681-719, 2000）には必ず目を通すようにして下さい。

前　編

２．鍼による過誤の予防

１）感　染　症

　感染とは感染源から感染経路を介してウイルスや細菌などの微生物が人体に侵入し、生体の抵抗力に打ち勝って増殖することをいいます。感染によって発病した場合を感染症とよんでいます。

　過去の報告によると、感染症に関する知識と対策の欠落によって鍼治療が多くの感染を引

表１　鍼治療による過誤の報告（National Library of Medicine：1970-1997）

感染症		脊髄損傷　10
肝炎　21		神経根損傷　2
HIV　1		異物　4
細菌　11		尿管結石　3
	心内膜炎	腎結石　1
	敗血症	痛みの悪化　2
	結核性脊椎炎	多発性リンパ腫　1
	髄膜炎	死亡　2
	硬膜外血腫	喘息発作　1
		皮膚ヘルペス悪化　1
気胸　19		脳内空気塞栓　1
		斑状出血　1
	喘息患者　2	失神　2
		心臓損傷（心タンポナーデ）　3
炎症　16		Lipoatrophy　1
		筋損傷（鍼通電）　1
	耳軟骨炎（耳鍼）	ミオパチー　1
	血栓性静脈炎	動脈瘤　2
	骨髄炎	肺動脈瘤　　　　1
	脂肪層炎	膝窩偽動脈瘤　　1
	頚部接着性クモ膜炎	皮膚のかさぶた・傷　1
	皮膚炎	脊髄症　2
	アレルギー性	硬膜外血腫・クモ膜下出血　1
	接触性	腎合併症　1
	銀症	ケブネル現象　1
	ニッケル	クモ膜下出血・神経根症状　1
	クロム	血圧低下　1
		埋没鍼の外科的除去　　1
		コンパートメント症候群　1
		下垂足　1
		不整脈　1

（数字は文献数であり、過誤の発生数ではありません）

第3章 安全管理

き起こしたことが証明されています。その原因は適切な消毒を行わずに同じ鍼を繰り返し使ったことによります。表1にもありますように、ウイルス性肝炎、ヒト免疫不全ウイルス（human immunodeficiency virus：HIV）、細菌性心内膜炎はもっとも報告数が多かった感染症であり、患者のその後の人生に及ぼした損害は多大なるものです。

（1）感染経路の遮断

鍼による感染は図3.1に示したような経路のいずれかで成立するものと考えられます。鍼を介さなくても患者の皮膚から術者へ、術者の手指から患者へ、あるいは経口感染すること

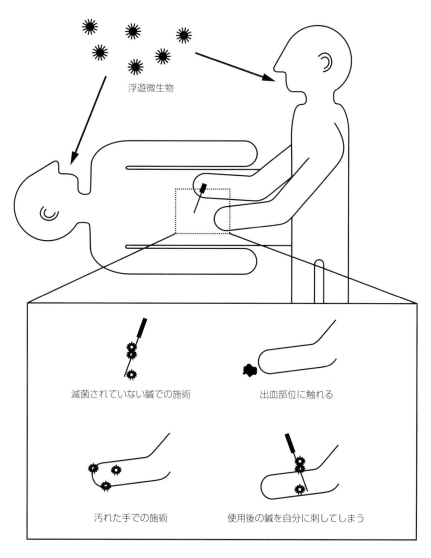

図3.1　治療院内での感染経路

前　編

もあり得ます。したがって、鍼による感染も含めて院内感染防止に準じた対策をとる必要があります。

　そこで、この感染経路を断ち切るためには、

●鍼を使い捨てにすること。

●使用済み鍼と直接接触するシャーレなどの器具も使い捨てか滅菌処理したものを使用すること。

●術者の手指は常に洗浄、消毒して治療に当たること。

　以上の３点は最低限守るべきことです。

（2）消　　毒

消毒は、狭義の滅菌、殺菌、消毒に分けられます。

　滅菌はすべての細菌を殺滅するか除去して無菌状態にすることをいいます。

　殺菌とは人体に有害な細菌を殺すことをいい、決して無菌状態ではありません。

　消毒とは人体に有害な細菌を感染性がなくなるまで希釈するか静菌状態にすることをいいます。

①滅菌済みディスポ製品の管理

　滅菌したものでも、開封してしまえば無菌状態ではなくなります。したがってディスポーザブル製品は使用直前に開封し、保管場所も高温多湿を避けて清潔な場所に保管しなければなりません。

②皮膚面の殺菌

　鍼の刺入部位の殺菌は消毒用エタノール（日本薬局方：15℃で76.9〜81.4 vol%）を使用します。細菌の原形質を溶かして殺菌します。綿花にエタノールを浸して皮膚表面をこするように拭きますが、ある程度皮膚面が濡れるくらいの量を綿花に浸して使用します（濡れている間は効力があります）。

③流水による消毒

　流水による手洗いはもっとも重要な感染防止法です。感染は菌の数が一定量を超えたときに起こりますので、菌数を減らすことも感染防止につながります。具体的には、流水下でもみ洗いを行います。指先や指と指の間、母指の背面、手掌のしわの中は手洗いミスが発生しやすいので念入りにもみ洗いします。石鹸を使うとさらに効果があります。

（3）感染症者への対応

　何らかの感染症に罹患している患者に鍼治療を行うことは、日常の臨床においてそれほど稀なことではありません。病院で鍼治療を行っている場合には医師から予め患者が肝炎などに感染していることが告げられ、ディスポーザブル鍼の使用などの注意を促されることがあります。一方、個人で開業している場合には、患者が感染症に罹患しているかどうかはわからないことが多いため、一般的な消毒と感染予防対策は常日頃から徹底して行わなければな

りません。ここでは個人開業を念頭において全般的な予防対策を述べておきます。

①環境の清潔保持

毎日清掃を行い治療室全体を清潔にし、スタッフと患者以外の人の出入りを制限し、出入り時に白衣の着替えを行うようにします。治療室および待合い室は時間を決めて換気を行い、エアコンディショナーのフィルターは少なくとも月に1回は洗浄します。頻回に手洗いを行い、治療器具を絶対に患者間で使用してはなりません。使用した器具類はオートクレーブにかけて高圧滅菌するか廃棄処分します。

②細菌の感染予防

グラム陽性菌（黄色ブドウ球菌、表皮ブドウ球菌、多剤耐性ブドウ球菌、肺炎双球菌）、グラム陰性菌（大腸菌、セラチア、緑膿菌、肺炎桿菌）の手洗い消毒には、グルコン酸クロルヘキシジン（5％ヒビテン、ヒビスクラブ）を使用濃度0.1～0.5％、水で10～50倍に希釈して用います。

③ウイルスの感染予防

抜鍼時に出血が生じ、誤って自分の手指に付着した場合には、ただちに流水で手を洗います。器具類にも血液が付着した場合には流水で洗浄し、オートクレーブにかけます。衣類などに多量に血液が付着した時にはビニール袋に包んで焼却します。

2）気　　胸

胸壁の内側と肺の表面は胸膜によって覆われており、それぞれ壁側胸膜と肺胸膜と呼ばれ袋状につながっています。その内部を胸膜腔といい、常に陰圧となっています。肺胸膜に穴があくと胸膜腔に肺内や外界の空気が流入し、肺は縮小してしまいます。この状態を気胸といいます（図3.2）。気胸になると、胸痛、呼吸困難、チアノーゼといった症状が現れます。

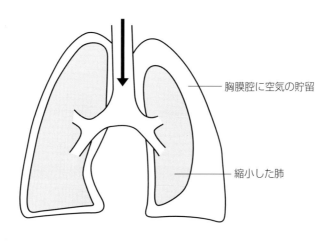

図3.2　気胸を起こした肺

前　編

本症の治療には重症な場合1カ月程度の入院が必要な場合もあり、患者に与える苦痛は相当なものです。

（1）鍼による気胸発生の特徴

海外では鍼による気胸の発生が数十例報告されています（中村，1985：Ernst, 1997）。50歳以上の女性が大半を占め、鍼の刺入部位は鎖骨の上下部、胸部、背部がほとんどです。両側同時気胸の1例は刺鍼後20分で急死しており、この症例の刺入部位は胸骨の両側と記載されています。国内の調査でも鍼によると思われる気胸患者について32例の報告があります。死亡例はないものの、気胸を発症した例はやはり女性（主婦）が多く、治療対象は肩こり、五十肩、背部痛などの運動器系疾患に混じって、喘息が含まれています。このように肩こりや背部痛などは日常頻繁に治療対象になるため、肩背部が必然的に刺鍼部位となります。知識不足があると危険が増すことになりかねません。

本書の「第5章　実習」では、気胸の恐れのある解剖学的要素を含む部位には★★★で警告し、注意の項目を設けましたので、解剖をよく理解した上で十分注意して実習して下さい。

教育の徹底は気胸の予防への早道であると考えられます。その証拠に、適切な教育を受けた施設では気胸の発生はまったく見られていません（Yamashita H., et al., 1999）。

（2）予防対策

もっとも重要なことは、鎖骨上部、前胸部、肩背部に鍼を必要以上に深く刺入しないことです（図3.3）。体格をよく観察して、やせ型の人では刺入深度に細心の注意を払うことが重要です。そして、運動器系の症状で来院した患者に対しても必ず呼吸器系の既往歴について尋ねておきます。また刺鍼時に「胸にひびいた」とか、治療時あるいは治療後に「息苦しい」という訴えがあった場合にはただちに治療を中断し、できるだけ付き添って（術者かスタッフ）近くの病院に連れていきます。ところが、上記のような徴候が一過性にみられても直後は症状が落ちついて、数時間経ってから発症することがあります。このような場合でも徴候が少しでもみられたら医師の診察を受けてもらうほうがよいでしょう。

3）炎　　症

（1）鍼によって発症する炎症

炎症の主な原因は、鍼の操作によるものよりも、感染とアレルギーが引き金になっているものです。表1（p.18参照）に示した耳軟骨炎や骨髄炎、頚部接着性クモ膜炎は感染によるものと考えられます。感染は、前述したとおり滅菌処理した鍼を使用することによって発生を防ぐことができます。そこで本項ではアレルギーによる皮膚炎について解説しておきます。

皮膚に何らかの物質が接触することによって限局した湿疹などの症状が出現するものを接触皮膚炎といいます。なかでも、特定の原因物質（アレルゲン）に対して過敏な人に生じる

場合をアレルギー性皮膚炎といいます。アレルゲンとして、皮革、ウルシ、医薬品、化粧品、防腐剤などが知られているほか、鍼の成分であるニッケルやクロム、銀などの金属もアレルゲンとなります。鍼を受けた後に生じる皮膚炎のうち、アレルギー性皮膚炎あるいは接触皮膚炎と関連づけている報告がみられますが（表1 p.18参照）、極めて稀なケースであるとされています（川喜田, 1997）。

症状は、鍼が接触あるいは刺入された部位または周囲に限局した湿疹や掻痒感がみられます。しかし鍼治療が終わった直後には現れないことがあり、帰宅してから患者自身が湿疹に気づくことがあります。鍼が原因であれば、湿疹は数日でなくなるはずです。

（2）予防対策

予防するためには、問診票にアレルギーの有無を尋ねる項目をつくり、治療前に必ずアレルギーの原因と症状を確認し皮膚に湿疹ができやすいかを尋ねておきます。もし、金属アレルギーや皮膚が弱いなどの訴えがあれば鍼を使用しないほうがよいと思われます。鍼によるアレルギー性皮膚炎が疑われた場合には、次回から鍼治療は中止し、鍼を使用しない治療に変更する必要があります。

4）脊髄・神経損傷

鍼治療によって脊髄損傷、神経麻痺症状などが生じたことが報告されています。原因は日本で広く行われていた埋没鍼と脊髄への感染です。

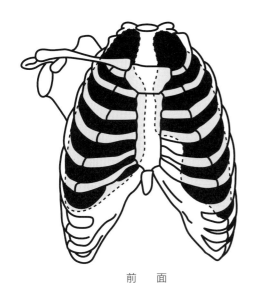 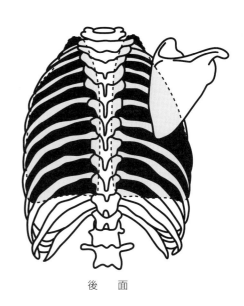

前　面　　　　　　　　　　　　後　面

図3.3　胸郭と肺の位置関係

前　編

　感染によるものでは、黄色ブドウ球菌によって発熱、構音障害、排尿困難、最終的には四肢麻痺と敗血症を引き起こした例があります。前述のように、滅菌処理した鍼を使用することによって防止できます。

　埋没鍼は持続的に刺激することを目的として、皮下に数十本にも及ぶ鍼を故意に埋め込んでしまう方法で、「埋め込んだ鍼はそのうち溶けてなくなるから大丈夫」などという説明の元に行われてきました。埋め込まれた鍼は異物となり、体内を移動し頚髄を貫通したり、腎臓や尿結石、子宮内から見つかったケースもあります（長谷川ら, 1990；岩坪ら, 1971；朴ら, 1985；森ら, 1978）。

　過去の報告では、鍼による脊髄損傷は頚椎（特に上位頚椎）に多く、神経症状は直後から2～3年経過してから発症したものまで様々です。いくつかの報告から、症状が遅れて発現する理由は埋没鍼あるいは折れて頚部に残存した鍼が、頚椎の運動によって移動し、脊髄に達したと考えられています（佐々木ら, 1984；丸岡ら, 1986）。

5）心臓損傷（心タンポナーデ）

　心タンポナーデは、心膜内圧の上昇のため、心臓の収縮と拡張の障害を来した状態をいいます。原因は、結核、腫瘍、心膜炎によって大量の滲出液や血液が心膜内に貯留することによって生じます。症状は、呼吸困難、チアノーゼ、ショック、不安状態を示します。Beckの3徴候、すなわち静脈圧上昇、血圧低下、心拍動微弱がみられ、この他に頻脈、顔面浮腫、頚静脈怒張がみられます。

　鍼による心タンポナーデは海外と日本において報告されています。海外の報告例では、胸骨上の膻中穴に刺入した鍼が先天性胸骨孔（男性：9.6％、女性：4.3％にみられる）を通って、心臓に達したのが原因です。国内の報告例では、前胸部胸骨左縁第3肋間に刺した鍼が折れて放置され、数年を経て心タンポナーデを起こした例です（賛田ら, 1973）。

　解剖学的に、また過去の例からも前胸部に深く鍼を刺入すれば心タンポナーデを発生することが理解していただけると思います。さらに筆者の考えでは、上腹部で肋骨弓周辺から上方に向けて鍼を刺入すると心臓に危機的な影響が出る可能性があることを警告しておきたいと思います（図3.4）。

6）ま と め
●治療室を清潔に保ち、消毒を怠らないこと。
●ディスポーザブル製品を使用すること。
●前胸部、鎖骨上部、肩背部、腹部では筋層を越えて必要以上に深く鍼を刺入しないこと。
●呼吸器系、アレルギーを含め、既往歴、体質に関する事項を治療前に予め把握しておくこと。

- 埋没鍼は絶対にやらないこと。折鍼を起こしたらあわてずにただちにピンセットで抜き、不可能なときは外科医に依頼すること。
- 治療中あるいは治療後に患者が何らかの過誤の徴候を示したら、速やかに病院に依頼、搬送すること。

3．電気を通すことによる過誤の予防

鍼通電療法は電気を用いるため、電気による過誤の可能性を考慮して安全管理を行わなければなりません。これまでの教育システムの中ではあまり述べられてこなかったために耳慣れない用語も含まれていますが、患者の安全のためにきわめて重要なことです。ぜひ飛ばさずに読んで下さい。

1）マクロショックとミクロショック

電気ショックは、電流が流れる経路と電気量からマクロショックとミクロショックに分けられます。

（1）マクロショック

電流が体表面から入り他の部位へ抜けていく場合に生じる大きな電気ショックをマクロショックといいます。マクロショックによって呼吸筋麻痺、中枢神経系損傷による呼吸不全、心室細動、出血、熱傷が生じ、致命的となります。電流量と人体への影響をまとめたものを

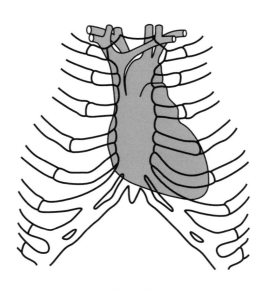

図3.4　胸郭と心臓の位置関係

前　編

表2に示しました。1 mAは鍼通電療法で実際に使用される電流量です。5 mAで痛みを感じ、20 mAでは強い筋収縮のため離脱不能となります。50 mAでは呼吸困難となり、100 mAでは致命的となります。

　鍼通電時に流れる電流量は10 mA以下であるため、マクロショックによって致死的状態になることはありません。しかし5 mAあたりから苦痛を感じるため、電流量の調整には注意を要します。患者の感覚と筋収縮を目安に、慎重に電圧の調整をしなければなりません（第5章 1. はじめての鍼通電 p.34参照）。

（2）ミクロショック

　体内に挿入された導電体を通して、直接心臓に達する電気ショックをミクロショックといいます。病院におけるミクロショックの事故は、心臓カテーテルを通して電流が直接心臓に流れることで心室細動が発生することによります。心室細動とは、心室の固有筋が無秩序に興奮し、心室の収縮が起こらなくなる状態をいいます。そのため、血液の駆出は起こらなくなり致死的状態になります。第1章で述べたように、鍼は深部へ電流を誘導する役割があります。もし鍼が前胸部や上腹部から刺入されて鍼先が心臓の近傍に達した場合、通電すればミクロショックを起こす可能性がきわめて高くなります。ミクロショックが発生する電流の許容値は10 μA（0.01 mA）（国際電気標準会議による）と非常に小さな値となっています。

　今のところ、鍼通電療法によるミクロショックの事故は報告されていませんが、前述のように前胸部に鍼を刺して心タンポナーデを起こしたという報告があることから、十分な教育なしに鍼通電療法が普及すれば、ミクロショックによる事故もあり得ないことではありません。

　ペースメーカーを使用している患者に鍼通電療法（3 mA, 3 Hz）を行うと、ペースメーカー

表2　マクロショックによる生体反応

電流値	生体反応
1 mA	ピリピリと感じる（最小感知電流）
5 mA	痛みを感じる（最大許容電流）
10〜20 mA	持続した筋収縮（離脱不能電流）
50 mA	激痛、気絶、激しい疲労、組織損傷、呼吸困難
100 mA	心室細動、致命的

（50 Hzまたは60 Hzで1秒間通電）

の動作に影響が現れることが知られています（Fujiwara, et al., 1980）。非常に危険であり、ペースメーカー使用者には絶対禁忌です。

２）漏れ電流

　漏れ電流とは、電子機器から通常の電源ラインを通らずに外部に漏れ出す電流をいいます。漏れ電流は電子機器を組み合わせて使用した場合に発生することがあり、この漏れた電流が人体を通過するとマクロショックあるいはミクロショックを起こすことになります。現在までに鍼通電装置による漏れ電流の事故に関する報告はありませんが、患者が心電図などの他の電子機器につながっていて鍼通電を行うような場合に危険性が高まります。防止するためには他の電子機器と組み合わせて使用しないほうがよいのですが、どうしても他の電子機器と一緒に使用しなければならない場合には、乾電池式の刺激装置を使用するほうが安全性が高くなります。これによって刺激装置から生体への電流の流れを独立させることができ、電流の漏れを少なくすることができます。

３）電気分解による折鍼

　第２章で詳しく述べたように、鍼に通電すると電気分解による腐食が起こり折鍼を起こす恐れがあります。腐食や折鍼は大きな電流が長時間流れるほど生じやすくなります。電気分解を最小限にするためには、電流が流れている時間を極力短くする必要があり（パルス幅を短くする）、さらに電流が一方向に流れすぎないように双方向に切り替わる（双方向パルス波）を採用した装置を使用する必要があります。電気分解は刺激を始めてから数分で始まりますが、折鍼が生じるには十数時間を要します。したがって、滅菌によって鍼を繰り返し使用する時に問題になります。鍼を滅菌して再使用する場合には、太めの鍼を使用することによって折鍼の発生を少なくすることができます。太い鍼は表面積が広いために電流密度が小さくなり、そのために電食を受けにくくなります。もっとも良い方法は、通電するごとにディスポーザブルの新しい鍼を使用すれば、数十分程度の通電で折鍼する危険はないと思われます。

４）ま　と　め

●電圧の調整は刺激感覚と筋収縮を指標に慎重に行う。
●漏れ電流による事故を防ぐためには、他の電子機器と一緒に使用しないほうが望ましい。
●鍼通電装置の電源は電池式のほうが安全性が高い。
●折鍼を防止するために、滅菌処理した鍼を繰り返し使用しないこと。
●ペースメーカーを有する患者には電気刺激療法は絶対禁忌である。
●前胸部、上腹部の通電は心臓に電流が流れミクロショックを起こす危険性がある。

第4章 反応が現れるしくみ

　鍼または鍼通電刺激の反応がどのようなしくみで現れるのか（治効メカニズム）を理解するために、基礎医学的な側面（解剖学、生理学など）から多くの研究が行われてきました。このような研究は一見臨床とは無関係に思われがちですが、実はメカニズムの理解が進むことによって反応を再現性よく発現させる手段が明らかになっていくと考えられます。本章では少しでも基礎研究を理解していただきたいと思い、あまり専門的にならないように説明します。

1．鍼刺激はどのように伝えられるか（伝導路）

　過去の膨大な研究を大まかに分類すると、鍼の鎮痛機序・自律神経反射・運動反射に関する研究、ホルモンや生理活性物質の同定を行った研究に大別できます。どの研究分野でも鍼の効果を理解するためには、何が鍼刺激を受け取り（受容器）、その情報はどこを通り（体性求心路）、どこへ伝わって処理され（中枢神経系）、どこへ出力されるか（遠心路）、という入力から出力までのプロセスを理解することが重要になります。そこで鍼刺激が伝わる経路（伝導路）について考えてみましょう（図4.1）。

1）受容器（receptor）

　受容器とは神経細胞が特殊に分化したもので、なかでも皮膚や筋肉で鍼刺激を受容するのは機械的受容器であると考えられます。皮膚には変形、変位の大きさや速度などを検出する種々の機械的受容器（メルケル盤、ルフィニ終末、マイスネル小体、パチニ小体など）が存在し、筋肉には筋の伸張を検出する機械的受容器（筋紡錘やゴルジ腱器官）が存在しています。侵害性受容器の１つであるポリモーダル受容器は機械的、化学的、熱刺激に反応し、鍼灸刺激の受容器であると考えられています（川喜田, 1990）。

　機械的受容器は刺激を受けると機械的な情報を電気的な情報に変換し、皮膚や筋に分布している体性感覚神経の軸索に電気信号として伝えます。手技による鍼刺激はこのプロセスを通ると考えられますが、鍼通電刺激は初めから電気的な情報であるため直接、体性感覚神経を電気的に興奮させることができます。そしてこの電気的信号（インパルス）は体性感覚神経によって脊髄に向かって発射されます。

2）体性求心路（somatic afferent pathway）

　皮膚や筋、腱、関節などに分布している体性感覚を司る神経（一次求心性線維）は機械的受容器からの情報を脊髄に伝送します。これを体性求心路といいます。体性求心路を通った電気信号は脊髄神経の後根を経由して脊髄に入ります。

3）中枢神経系（central nervous system）

　脊髄内で求心性情報は、前側索の脊髄網様体路と呼ばれる経路を通って、より上位の中枢神経に伝えられて何段階かの処理を受けます。すなわち、脊髄、脳幹、中脳レベルで信号処理および統合が行われます。特に上位中枢には様々な生理機能を司る中枢が存在しており、どこで情報を受け取られるかによって反応の現れ方が決定されます。

　脊髄の胸腰髄には交感神経の、仙髄には副交感神経の節前ニューロン（神経細胞体）が存在

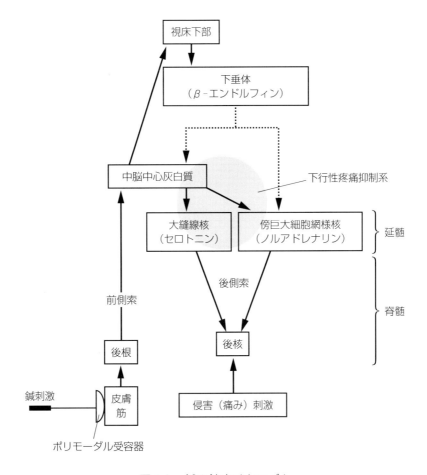

図4.1　鍼の鎮痛メカニズム

前　　編

し、求心性情報と脳からの下行性情報の影響を受けます。

　脳幹には生命の維持に重要な呼吸、循環、排尿などの自律機能を調節する自律神経中枢が存在しています。また体性神経や内臓からの求心性情報が入力し、さらに上位の中枢からの下行性情報によって影響を受けています。脳幹の自律神経中枢は、これらの情報を統合して様々な器官の機能に影響を及ぼしています。

　中脳中心灰白質（中脳水道周囲灰白質）は、第３脳室と第４脳室を結ぶ中脳水道（脳脊髄液の通路）を取り囲む神経細胞の集まりです。ここは延髄の大縫線核とともにモノアミン（セロトニン、ノルアドレナリン）を介する下行性疼痛抑制系の起始部であり、また体性神経や自律神経系、視床下部などの上位中枢と機能的に密接な連絡をしています。

　視床下部は間脳の前の部分を占め、機能的には体温・血糖・体内水分・下垂体ホルモン分泌の調節の他、本能および情動行動の中枢が存在します。視床下部－下垂体系はβ－エンドルフィンによる鎮痛系であるとともに内分泌系の中枢でもあり、鍼刺激によって鍼鎮痛と副腎皮質刺激ホルモン（ACTH）によるコルチゾル（副腎皮質ホルモン）の分泌促進を司っていると考えられています（Strux and Pomeranz, 1998）。

４）遠心路（efferent pathway）

　鍼刺激による情報は、脳内で複雑な情報処理を経て様々な器官に向けて発信されます。神経の軸索の終末には化学伝達物質と呼ばれる化学物質が蓄えられており、シナプスや効果器においてこれらの物質が放出され、次の細胞の受容体に結合することで情報が伝達されます。例えば前述の中脳中心灰白質と大縫線核に起始する下行性疼痛抑制系で、下行性ノルアドレナリン神経と下行性セロトニン神経は鎮痛系の遠心路であり、脊髄後角に投射し痛覚の伝達を抑制します。

　交感神経および副交感神経の遠心路は全身の器官に分布し、平滑筋・心筋・腺の活動を調節しています（図4.2）。例えば、鍼や鍼通電刺激によって反射性に動脈血圧・心拍数・胃や膀胱運動・筋血流・瞳孔・副腎髄質からのカテコラミン分泌が調節されることが知られています（体性－自律神経反射）（Sato et al, 1997；Ohsawa et al., 1996；Nishijo et al., 1997；小林ら, 1998；Noguchi et al., 1999；Mori, et al.,2000）。

２．鍼（通電）刺激と反応の現れかた

　鍼刺激は体性－自律神経反射によって様々な生理反応を引き起こしますが、刺激と反応との関係にはいくつかの特徴がみられます。

　一つめは刺激部位の違いによるものです。四肢の刺激では脊髄より上位の中枢を介する（上脊髄性の）全身性反応が現れ、体幹部の刺激では脊髄の分節レベルに反射弓を形成する

第4章　反応が現れるしくみ

（脊髄分節性）の反応が出現します。

　二つめは、刺激量による反応の違いです。神経線維（有髄か無髄）によって興奮するための刺激量（閾値）が違い、刺激量の違いによって反射経路が異なります。そのため異なった刺激量によって違った反応が現れます。

　このような神経系の情報処理システムに基づいた鍼の機序の考え方は、古典的な鍼治療の理論に類似している点がみられます。つまり、刺激を与える部位によって全身性あるいは局所的な反応を引き出したり、刺激量を変えて反応の出かたを調節したりする点です。

3．運動器系疾患における鍼(通電)刺激の効果

　これまで伝導路を中心に治効メカニズムについて述べてきました。次に日常の臨床で遭遇することが多い肩こりや腰痛の治療に、どのようなしくみで効果を現すのかを説明します。
　痛みが生じると反射性に筋が硬くなり（筋の過緊張）、さらに交感神経の興奮によって筋肉

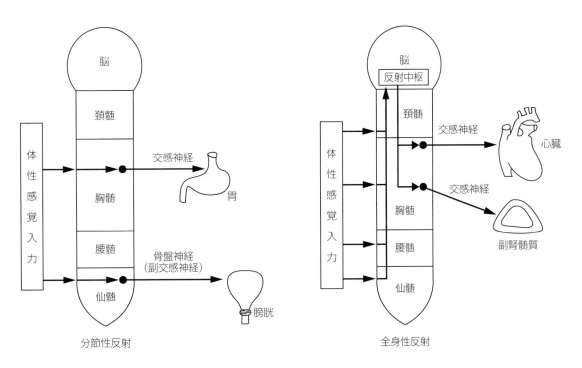

　図4.2　体性−自律神経反射（佐藤昭夫著：自律機能生理学．金芳堂より改変）
　　分節性反射：体性感覚刺激は胃・膀胱に対して脊髄分節性の反射を誘発する。
　　全身性反射：手足の体性感覚刺激は心臓・副腎髄質に対して全身性の反射を誘発する。

前　編

内の血管が収縮し血流が低下します（血流障害）。痛み→筋緊張＋血流障害は、一種の悪循環を引き起こし症状を慢性化させます。鍼によって痛みを緩和させる機序は前述のように大変よく知られていることですが、鍼刺激は血流を改善したり、筋の過緊張を和らげる働きが果たしてあるのでしょうか。

1）鍼と筋緊張

　痛みで来院した患者の筋肉に触れてみると、筋が過剰に緊張していることがあります。これはおそらく痛みによって反射性に緊張が生じているものと思われます。またスポーツ選手や肉体労働者には筋疲労による過緊張がみられます。過去に筋の過緊張に対する鍼の効果を検討した研究は数多く見られ、筋（持久）力や筋硬度を測定することによって鍼の効果が証明されてきました（総説：宮本, 1992）。筋疲労に対する効果は、鍼（通電）刺激の血流改善作用による可能性が示唆されています（三浦, 1985；横山ら, 1995）。

　運動器系疾患によくみられる病態である反射性筋緊張の実験モデルとして、振動誘発屈曲反射（Vibration-induced flexion reflex：VFR）を用いる方法があります。示指の手掌面に振動刺激を与えると示指に屈曲反射が生じることが知られており、この現象を利用して反射性筋緊張に対する鍼刺激の効果を調べることができます（Honma, 1980；浅田ら, 1985；尾崎, 1984；Takakura et al., 1996）。これらの結果から、鍼（通電）刺激によってVFRは脊髄を介して抑制されることがわかっています。したがって鍼（通電）刺激は痛みなどによる反射性筋緊張を緩和させる可能性をもっています。

【まとめ】

●鍼（通電）刺激は血流改善によって筋疲労を緩和させる。

●VFRを用いた研究から反射性筋緊張に効果が見られる。

2）鍼と血流反応

　鍼（通電）刺激が局所の血流に変化を及ぼすことは過去の多くの研究から疑いのないところですが、血流が、(1)減少する、(2)減少した後に増加する、(3)増加する、という3つのタイプの結果が報告されています。この結果の違いを生んでいるのは、刺激量、刺激時間、刺激部位、そして血流の測定部位の違いです。痛みを生じるような強い刺激を与えると、短時間の刺激でも皮膚の血流は増加しますが長くは持続しません。痛みを感じない強さで長い時間（20～30分間）刺激することによって持続効果があります。また赤外線サーモグラフィで鍼通電刺激中の皮膚温を観察すると、皮膚温が一過性に低下し、その後上昇してくることが観察されています（Ernst and Lee, 1985）。このような結果から、鍼通電刺激による血流反応は刺激時間によって異なることがわかります。したがって、臨床では刺激量と刺激時間が重要なポイントになります（山口＆大島, 2002）。

鍼(通電)刺激を行うと、交感神経を介して全身性に血流反応が生じます（Sato et al., 1997）。刺激によって心臓と全身の末梢血管が反応し、血流配分に変化が生じます。つまり、腎臓などの内臓では交感神経の働きによって血流量が減少するため、内臓の血管抵抗の増大が生じて血圧が上昇します。そして全身の血流配分が変化し、血圧の上昇を反映して骨格筋では血流量が増加します（野口ら, 2000）。

鍼（通電）刺激による血流反応を説明する機序としては、前述の自律神経系によるものに加えて、最近では軸索反射（図4.3）が注目されています。軸索反射とは、皮膚への刺激によってその部位に分布している無髄神経が興奮し、その情報が中枢神経に送られる一方で、後根の手前で分岐している求心性線維を逆行する反射のことです。サブスタンスPやカルシトニン遺伝子関連ペプチド（CGRP）という物質を神経末端から放出し、皮膚や筋の血管を拡張させます（Jansen G., et al., 1989 ; Sato et al., 2000 ; Loaiza et al., 2002）。

筋肉への30分間の鍼通電刺激によって関節部の細動脈が拡張し、この反応には一酸化窒素（nitric oxide ; NO）が関与していることが最近の研究によってわかっています。おそらく刺激によって自律神経の非アドレナリン・非コリン作動性神経（NANC 作動性神経）からNOが放出され、細動脈に作用して血管拡張を引き起こしたものと考えられます（Loaiza et al., 2002）。

【まとめ】
- 鍼（通電）刺激によって自律神経を介して全身性に生じる血行動態の反応（臓器に特異的）と軸索反射・NOを介して刺激部位周囲に生じる血流反応とがある。
- 刺激量、刺激時間、刺激部位によって血流反応の発現の仕かたが異なっている。

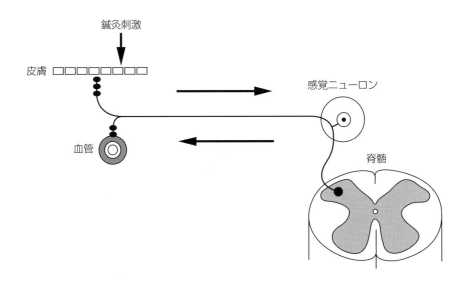

図4.3　軸索反射

第5章 実　習

1．はじめての鍼通電

1）準　備

　消毒用具、ディスポーザブルステンレス鍼、鍼通電装置、クリップ電極を用意します。鍼の長さと太さは「1．はじめての鍼通電」の実習では寸6の3番が適当です。「2．主な通電部位と適応症」での実習では必要に応じて2寸などの長い鍼を使うように指示してあります。治療器具の周辺は散らからないように、使用済みの綿花や包装紙、使用済みの鍼管や鍼を捨てる容器も用意します。これらを専用のワゴンに整然と配置します（図5.1－1）。

（1）刺鍼の習熟と鍼先の感覚

　鍼通電の練習を始める前に以下の練習を行います。以下の操作が手早く正確に行えるようになってから通電の練習を行って下さい。

●弾入する時に指頭が正確に鍼の竜頭に当たるように繰り返し練習する。

●切皮時に痛みがないように注意し、押し手に注意して真っ直ぐ刺入できるように練習する。鍼が曲がって刺入されると通電した時に痛みが出るので注意すること。

●前腕や下腿の筋に繰り返し鍼を刺入し、術者に伝わる鍼先の感覚を覚える。

（2）通電装置の機能を知る

　まず鍼通電装置の操作に慣れることから始めます。取扱説明書を読みながら、すべてのつまみの働きと使用方法を覚えましょう。

　ここではオームパルサーLFP4000A（全医療器）を例にとって説明しておきます。

●Protection（保護）：Output intensityがoffになっていないことを警告するランプ。Protectionランプが点灯する場合は、Outputつまみのいずれかがoffになっていないことを警告しています。この場合、つまみをすべてoffにして通電をやり直します。

●Timer（min）（タイマー［分］）：つまみを右（時計回り）へ回すと任意に30分までタイマーを設定できます。左へ回してonにあわせるとタイマーは作動しません。

●Frequency（Hz）（周波数）：1秒間に何回のパルス波を出力するかを設定します。

●Wave form（波形）：Constant、Intermit、Mixedの3種類があります。

　　Constant（一定）：

×1　通常はこの位置にセットしておきます。

×10　Frequencyで設定した周波数を10倍に切り変えるときに使います。例えば、×1で1 Hzに設定されていれば×10で10 Hzに、×1で5 Hzならば50 Hzに切り変わります。

Intermit（断続）：Constant×10で設定した連続波を断続波に変えます。3秒間刺激して2秒間休止期が入ります。

Mixed（混合）：低頻度の3 Hzと高頻度の20 Hzが交互に出力されます。

● low（0～35V），high（0～70V）切り替えスイッチ：鍼通電の場合は左のlow、TENSで用いる場合には右のhighに設定します。
● Output（出力表示ランプ）：タイマースイッチを入れると、設定された周波数に合わせて点滅します。
● Output intensity（出力強度）：右（時計回り）に回すと電圧が出力され、数字が大きいほど出力強度が大きくなります。

(3) 使用前チェック（図5.1-2）

付属のイヤホンを鍼通電装置の前面にある出力端子に挿入し、TimerをonにしてOutput intensityつまみを右に回していきます。出力が大きくなるにつれて、イヤホンから聞こえ

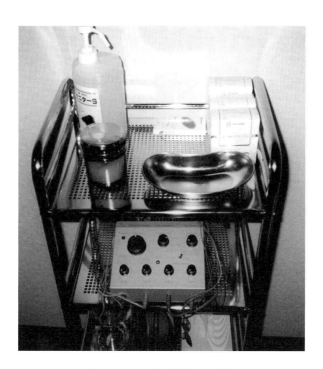

図5.1-1　治療器具の配置

前　編

てくる音が大きくなれば正常です。この際、Outputランプが点滅することも確認して下さい。電池切れや装置の老朽化によって異常が発生することがあり得ますので定期的に行って下さい。電子機器は購入後6〜10年で異常が生じやすくなるので注意して下さい。

2）基本練習

　通電装置の使用方法が理解できたら、いよいよ通電に入ります。その前にTimerをonにして、Protectionランプが点灯しないかを確認し、もし点灯したならOutputつまみをすべてoffにしましょう（図5.1−3）。

　次に「2．主な通電部位と適応症」の「1）筋肉」から★印1個の筋を選んで低頻度での練習に進んで下さい。

（1）低頻度（低い周波数）での練習

①鍼を刺入する。

②クリップを鍼に装着する（図5.1−4）。

③周波数を2Hz、波形をConstantにセットする。

④Timerで時間を設定する（図5.1−5）。

⑤筋が攣縮するまでゆっくりと電圧を上げる（図5.1−6）。

⑥痛みがないことを被験者（患者）に確認する。

⑦攣縮している筋を確認する。

⑧通電開始後30秒間は通電部を観察し、筋の攣縮が大きくなるようであれば出力を少し下げて、再度痛みがないかを確認する。

⑨その後も被験者（患者）に目の届くところにいるようにし、数分おきに通電部を観察し、被験者（患者）に声をかけるように心がける（図5.1−7）。

①〜⑧までが3分以内でできるようになったら高頻度での練習に進んで下さい。

（2）高頻度（高い周波数）の通電法

①鍼を刺入する。

②クリップを鍼に装着する。

③周波数を50Hzにセットする。

　まずConstant×1で5Hzに合わせ、×10にすると50Hzに切り替わる。

④Timerで時間を設定する。

⑤刺激を感じるまで電圧を上げ、痛みがないことを被験者（患者）に確認する。

⑥Constant（連続波）からIntermit（断続波）で通電する場合は、一度Output intensityをoffにしてからWave formをIntermitに切り替える。

（3）痛みなく通電する

通電中に痛みが出る理由と対処法をまとめておきます。

第5章 実 習

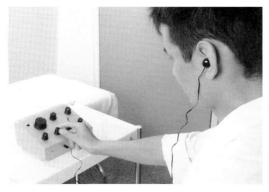
図5.1-2 使用前チェック

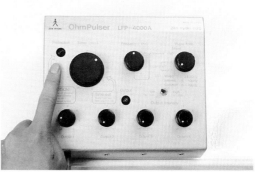
図5.1-3 Protectionランプの確認

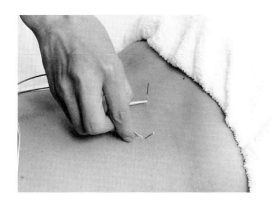
図5.1-4 クリップ電極の装着

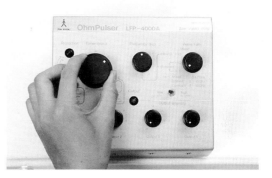
図5.1-5 Timerで時間を設定

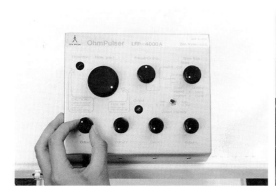
図5.1-6 電圧の調整

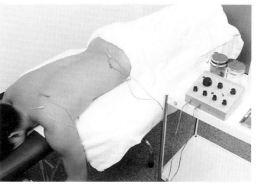
図5.1-7 通電状態の確認

37

前　編

●鍼が曲がって刺入されていて皮膚の神経を刺激している（図5.1−8）。

●鍼が浅いため皮膚の神経が刺激されている（図5.1−9）。

　対処法：鍼を筋層まで真っ直ぐ刺入し直す。

●電流量が強すぎる（図5.1−10）。

　対処法：電流量を調整する。

●神経の知覚枝の近くに鍼が刺入されている（図5.1−11）。

●炎症部位や過敏な部位に鍼が刺入されている（図5.1−12）。

　対処法：刺入部位を変える。

（4）臨床における刺鍼部位の選択方法

①目的とする筋の位置と走行を確認する。

　筋に圧をかけながら筋線維の走行に垂直に触る。

②筋硬結部と圧痛点をさがす。

　筋全体あるいは一部が硬く緊張している状態を筋硬結という。

　術者の指で圧した時、周囲よりも痛みを感じやすい敏感な部位を圧痛点という。

③上記の筋硬結部および圧痛点を刺入点とする。

第5章 実 習

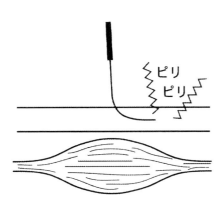

図5.1-8 鍼が曲がっている

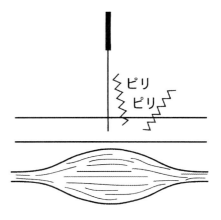

図5.1-9 鍼が浅い

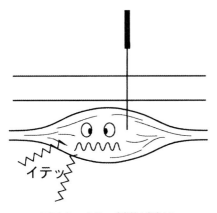

図5.1-10 刺激が強い

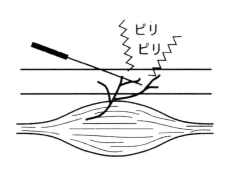

図5.1-11 知覚枝に近い

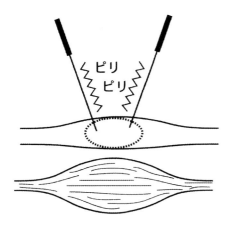

図5.1-12 炎症・過敏な部位

前　編

2．主な通電部位と適応症

　臨床的によく用いられる治療部位について解説してあります。解剖学の教科書と異なり、臨床上一緒に扱われる筋はひとまとめに掲載しました。この章で学ぶ基本技術はすべて第7章で応用されます。また通電の難易度を以下の3段階にレベル分けしてあります。

★　　　　　レベル1：学校の実習で修得させてほしい事項

★★　　　　レベル2：少人数の実習で、指導者が十分目の届く範囲で練習してほしい内容

★★★　　　レベル3：未熟な知識で鍼の操作を誤れば危険をともなうので、1対1で実習できる環境で行ってほしい内容

　適　応　　代表的な疾患名をあげてあります。第7章にあげてある疾患と関連しているので、疾患の詳細に関しては第7章を参照して下さい。

　解　剖　　解剖図を見て、ある程度の位置関係のイメージをもって　**触　察**　に進んで下さい。筋肉の図では、筋腹を赤に塗ってあり、腱の部分は塗られていません。基本的には、赤く塗ってある部分の範囲内に鍼を刺入します。神経の図では、神経は赤で塗ってあります。神経の走行をイメージして、それぞれの神経が支配している筋肉は覚えて下さい。関節の図では、靱帯や関節包を濃いグレーで塗ってあります。これらの部位に鍼先が当たると、術者の手に粘り気のある独特の刺入感覚が伝わります。

　触　察　　表面から触りにくかったり、他の筋と間違えやすいものでは、抵抗運動を利用した触り方を解説してあります。抵抗運動を行う際には、図中の矢印の方向に抵抗をかけながら、矢印と逆の方向に力を入れるよう患者に指示して下さい。患者ではどの辺りに圧痛や硬結が出現しやすいかを意識しながら触察を行って下さい。

　刺入点　　写真中の●印を目安に鍼を刺入します。刺入方向は、参考のために簡単な図をつけましたので、イメージをつかんで下さい。写真中に刺入点の目安が1つしか示されていない場合は、安全面を考慮して2本の鍼を同じ筋内に接近させて刺入します（鍼の間隔は1〜2cm程度）。また、写真の○丸は触診で刺入点を探す目安を示しています。

　確認法　　通電開始後に本当にねらった筋肉や神経に当たったのかを、主に攣縮している筋の付着部を触って確認します。いくつかの筋肉（例えば僧帽筋、肩甲挙筋など）では、筋の攣縮を確認する方法として、関節運動を目安にする方法が記載してあります。関節運動を目安にする場合、少し強めの電流量で通電する必要がありますが、この方法はあくまで健康な人で練習する場合の目安です。**患者に対して同じように強めに通電すると、痛みを生じたり、症状が増悪する場合がありますので注意して下さい。**また、他の筋肉に当たっていないかを確認するために、紛らわしい筋肉では【鑑別】の項目を設けましたので参考にして下さい。

第5章 実 習

1 僧帽筋　　　　　　　　　　　　　Trapezius m.

上部線維★　　中部線維★★★　　下部線維★★★

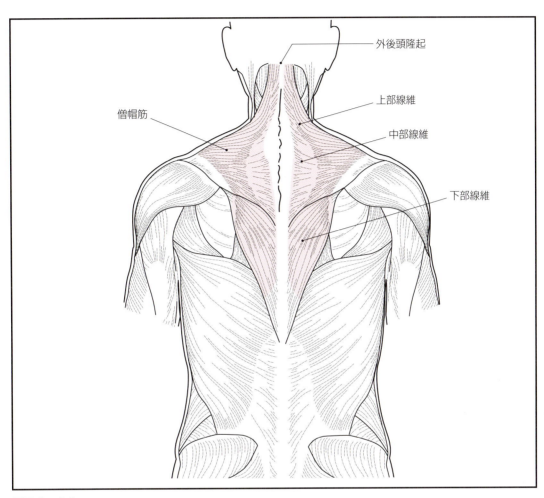

図5.2−1.1

適 応　肩こり、頚椎症、鞭打ち症の後遺症など、非常に治療頻度が高い筋である。

解 剖　図5.2−1.1参照

　　　　頚肩部の背側においてもっとも表層にあり、筋全体を触知できる。上部は後頭骨上項線、外後頭隆起、中部および下部は第7頚椎以下全胸椎の棘突起および棘上靱帯から起こり、上部線維は斜め外下方に、中部線維はほぼ水平に、下部線維は斜め外上方に走行する。起始腱は第7頚椎のところがもっとも広くなっており、上・中・下の筋線維が集まって肩甲棘、肩峰の上縁および鎖骨外側1/2に付着する。

前　編

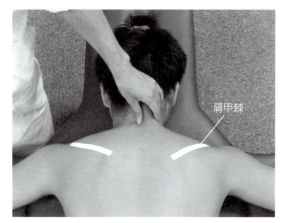

図5.2-1.2

肩甲棘

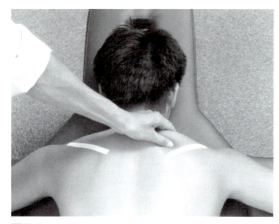

図5.2-1.3

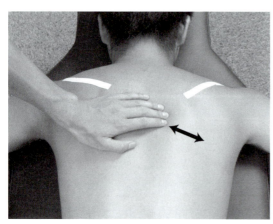

図5.2-1.4

触察

●上部線維　図5.2-1.2参照

　図のように、側頚部において上部線維の辺縁をつまんで、後頭骨から肩上部に向かって移動すると、走行に沿ってその部位の筋の厚みと硬さを知ることができる。

●中部線維　図5.2-1.3参照

　第7頚椎から肩上部に向かって、同じようにつまんでみると肩こりのある患者では、肩上部においてしこり（硬結）を触れる。

●下部線維　図5.2-1.4参照

　胸椎直側を図のように筋線維の走行と直角に触察する（筋線維の走行は図5.2-1.1を参照）。下部線維は非常に薄いため触知しにくいが、少し圧をかけて慎重に触れば、すじ張った線維を確認できる。

刺入点

●上部線維　図5.2-1.5, 図5.2-1.6参照

　頚椎棘突起外方で、筋腹の高まりを確認し矢状方向に刺入する。

●中部線維　図5.2-1.5, 図5.2-1.7参照

　肩上部で筋腹を把握し、硬結が多くみられる部分を刺入点とし、矢状方向に刺入し、筋腹内に鍼先をとどめる。

●下部線維　図5.2-1.5, 図5.2-1.8参照

　胸椎棘突起外方で、筋線維を確認し胸椎に向けて斜刺で刺入する。

第5章 実 習

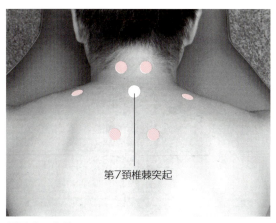

図5.2-1.5 第7頸椎棘突起

注意
- 鍼先が筋を貫通すれば気胸の危険性があるので、特にやせた患者では注意する。
- 僧帽筋中部線維を長い鍼が肺尖部まで貫通すれば、気胸を起こす可能性が極めて高い（3章2）p.21参照）。
- 下部線維への刺鍼の際に、誤って鍼先が肋間を越えて胸膜に達すれば気胸を起こす危険性が高い。浅めに脊椎の方に向けて刺入する。

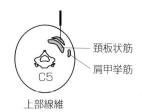

図5.2-1.6 頸板状筋／肩甲挙筋／C5／上部線維

第1胸椎椎体の下部の高さ 中部線維 ＊気胸に注意

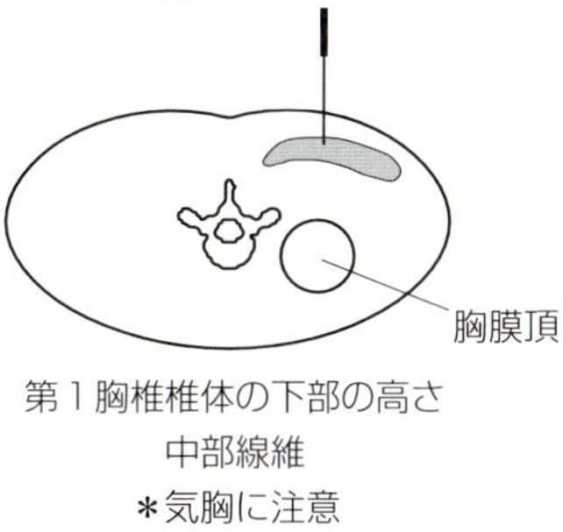

図5.2-1.7 胸膜頂

確認法

●**上部線維**

外後頭隆起部と肩峰と鎖骨の僧帽筋付着部を触り、その部で上部線維が攣縮していること。また、肩甲骨挙上運動がみられること（徒手で肩甲棘外方を下方に軽く押すと、上方に抵抗を感じること）。
【鑑別】肩甲骨内上角を触り、肩甲挙筋が攣縮していないこと。

●**中部線維**

上位胸椎棘突起部・肩甲棘の僧帽筋付着部を触り、その部で中部線維が攣縮していること。また、肩甲骨が内側方に引かれていること。

●**下部線維**

下位胸椎棘突起の僧帽筋付着部を触り、その部で下部線維が攣縮していること。また、肩甲骨が下方に引かれていること。
【鑑別】下位頸椎・上位胸椎棘突起部を触り、菱形筋が攣縮していないこと。

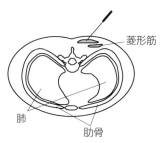

第6胸椎の高さ 下部線維 ＊気胸に注意

図5.2-1.8 菱形筋／肺／肋骨

前編

2 頭板状筋・頸板状筋 ★★

Splenius capitis and cervicis m.

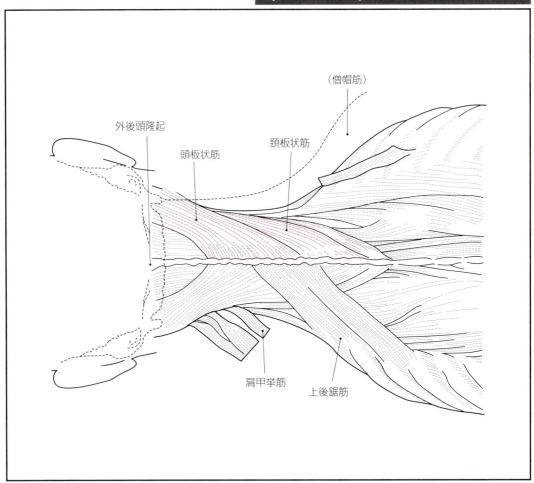

図5.2−2.1

適 応　頸椎症、頸から背部にかけてのこり、頭重感等において治療対象となる。

解 剖　図5.2−2.1参照

　　板状筋は、僧帽筋、菱形筋、肩甲挙筋などの浅背筋に覆われているが、固有背筋のうちではもっとも表層にある。頭板状筋は項靱帯の下半部、第3頸椎−第3胸椎棘突起から起こり外上方へ走行し、側頭骨の乳様突起と上項線外側部に付着する。頸板状筋は第3−6胸椎棘突起から起こり外上方へ走行し、第1−3頸椎の横突起後結節に付着する。

44

第 5 章 実　習

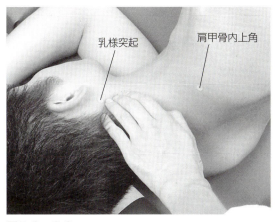

図5.2-2.2

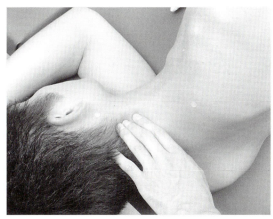

図5.2-2.3

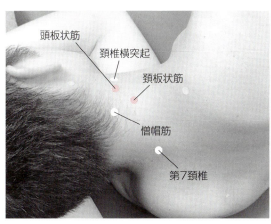

図5.2-2.4

触察　側臥位で両筋ともに触れることができる。

●**頭板状筋**　図5.2-2.2参照

まず僧帽筋の上項線起始部を確認し、それと乳様突起との間で触知できる。本筋を下方へ追従すると、頚椎横突起の起始部に到達する。胸鎖乳突筋は乳様突起に起始するが、指で追従すると前頚部に向かっているので、頭板状筋との区別は容易にできる。

●**頚板状筋**　図5.2-2.3参照

僧帽筋上部線維と肩甲挙筋にほとんど覆われているので、僧帽筋と肩甲挙筋（図5.2-3.3参照）を少し後方に指でよけながら、側頚部で上位頚椎に圧をかけていくとわずかに触れることができる。

刺入点　図5.2-2.4, 図5.2-2.5参照

直接これらの筋に当てるには、側頚部から前額面方向に刺入する。

●**頭板状筋**

僧帽筋を少し後方に指でよけて、乳様突起の後下方から刺入する。

●**頚板状筋**

第4頚椎の高さから僧帽筋上部線維と中部線維の移行部で刺入する。

注意　鍼先を頚椎に向けて刺入することが大切であるが、経験的には深く入れすぎると通電中に痛みが出やすい。硬結のある筋の表面に鍼先を止めるよう心がける。

前編

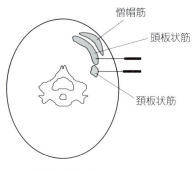

第4頸椎の高さ

図5.2−2.5

確認法

●頸板状筋

　第3-6胸椎棘突起部と上位頸椎横突起部の頸板状筋付着部を触り、その部で頸板状筋が攣縮していること。
【鑑別】外後頭隆起部で僧帽筋上部線維が攣縮していないこと。また、肩甲骨内上角を触って肩甲挙筋が攣縮していないことも確認する。

●頭板状筋

　側頭骨の乳様突起部を触り、その部で頭板状筋が攣縮していること。
【鑑別】肩甲骨内上角を触り、肩甲挙筋が攣縮していないこと。

第 5 章　実　習

③ 肩甲挙筋　　　Levator scapulae m.

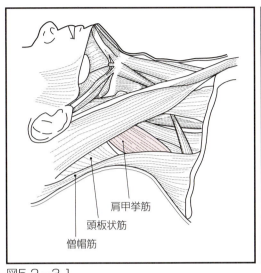

図5.2-3.1

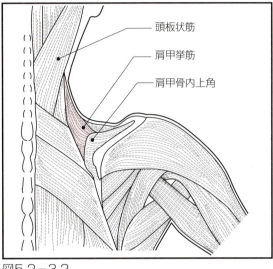

図5.2-3.2

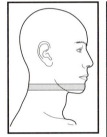

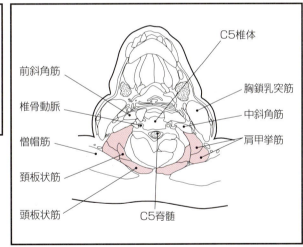

図5.2-3.3

適 応　頚椎症や肩こりでは重要な治療対象の1つである。頑固な肩こりは本筋のスパズムが関係していることが多い。

解 剖　図5.2-3.1, 図5.2-3.2参照
　　　第1-(3) 4頚椎の横突起後結節から起こり、斜め外下方へ走る。
　　　肩甲骨内上角と内側縁上部に付着する。
　　図5.2-3.3参照
　　　第5頚椎の高さでの断層像では、肩甲挙筋の後方には僧帽筋、前方には胸鎖乳突筋がある。頚板状筋は、肩甲挙筋よりも頚椎寄りに位置し、頭板状筋は僧帽筋の前面で肩甲挙筋の内側に位置している。

前編

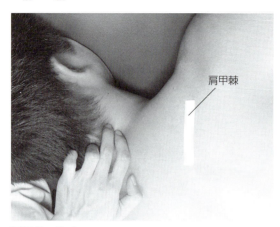

図5.2-3.4

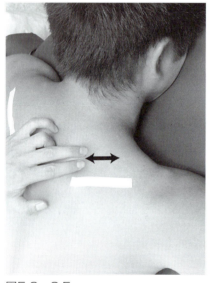

図5.2-3.5

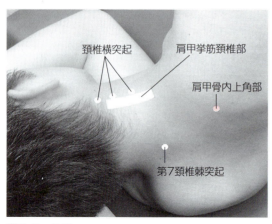

図5.2-3.6

触察

●**頚椎部**　図5.2-3.4参照

側臥位で患者に脱力させ、術者の手で少し頭部を持ち上げると、側頚部に頚椎の横突起を触れることができ、このやや後方に肩甲挙筋の起始部を触知できる。下方へ指で追従すると、僧帽筋に覆われつつ肩甲骨に向かって走行していることがわかる。

●**肩甲骨内上角部**　図5.2-3.5参照

肩こりなどの患者では、本筋の緊張が強いことが多く、肩甲骨内上角付着部において僧帽筋を介して本筋を硬結として触れることがある。筋線維の走行に対して直角に圧をかけながら指を動かすと、深部に硬い筋束を触知できる。

刺入点
側臥位で刺入する方法と腹臥位で刺入する方法とがある。
図5.2-3.6, 図5.2-3.7参照

側臥位では、僧帽筋の前縁と頚椎横突起の間で、起始部に前額面方向に刺入する。
図5.2-3.8, 図5.2-3.9参照

腹臥位では肩甲骨内上角付着部に矢状方向に刺入する。

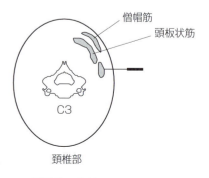

図5.2-3.7

第5章　実　習

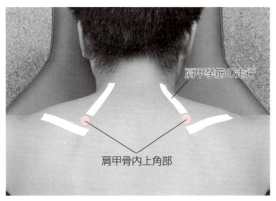

図5.2-3.8

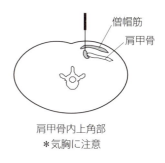

図5.2-3.9

注　意　　肩甲骨内上角部で刺入する場合、鍼先が誤って頸椎横突起を越えると気胸を発症することがある。小柄でやせ型の患者では危険度が高い。鍼先が肩甲骨、頸椎横突起を越えないように注意する。側臥位での刺入方法の方が安全性が高い。

確認法　　肩甲骨内上角を触り、その部で肩甲挙筋が攣縮していること。また、肩甲骨挙上運動がみられること（徒手で肩甲骨内上角を下方に軽く押すと、上方に抵抗を感じること）。

【鑑別】外後頭隆起部で僧帽筋上部線維が、肩上部で僧帽筋中部線維が、また上部胸椎棘突起部で僧帽筋下部線維が攣縮していないこと。上部胸椎棘突起部で僧帽筋中部線維が攣縮していないこと。また、乳様突起部で頭板状筋が攣縮していないこと。

前編

4 斜角筋　　Scalenus m.
★★★

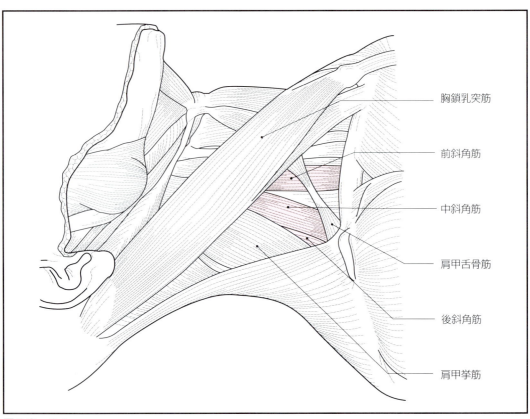

図5.2-4.1

適応　胸郭出口症候群や頚椎症に随伴する斜角筋症候群で、手にしびれや感覚障害がみられる場合に治療対象となる。臨床的には前斜角筋と中斜角筋が問題となる。

解剖　図5.2-4.1参照

●前斜角筋

第3(4)-6(7)頚椎の横突起前結節から起こり、斜め前外方に走り、第1肋骨の前斜角筋結節に付着する。

●中斜角筋

第2(1)-7頚椎の横突起後結節から起こり、斜めに前外方に走り、第1肋骨に付着する。

●後斜角筋

第5(4)-6頚椎の横突起後結節から起こり、第1肋骨を越えて外下方へ向か

第5章 実 習

い、第2肋骨の外側面に付着する。
　前斜角筋と中斜角筋を2辺とし、第1肋骨を底辺とする三角部を斜角筋三角部といい、ここを鎖骨下動脈と腕神経叢が通る。ここが狭窄すると斜角筋症候群が発症する。

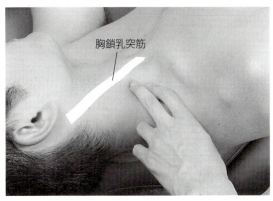

図5.2-4.2

> **触　察**　図5.2-4.2参照

　側臥位あるいは仰臥位で、まず頭部に抵抗をかけて基準となる胸鎖乳突筋を緊張させて位置を確認する。胸鎖乳突筋は胸骨と鎖骨に付着しているので確認は容易である。胸鎖乳突筋のすぐ外側で、鎖骨上窩を触れると肋骨に向かって斜めに走る前斜角筋とそのすぐ後の中斜角筋を触れられる。

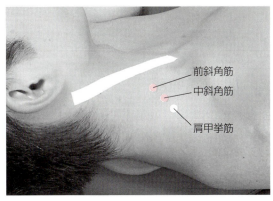

図5.2-4.3

> **刺入点**　図5.2-4.3, 図5.2-4.4参照

　刺入点はできるだけ頸椎横突起近傍で起始部近くに取り、深さは筋に当たる程度に浅くし、前額面方向に刺入する。

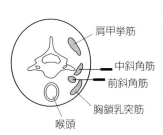

第6頸椎の高さ
＊気胸に注意

図5.2-4.4

> **注　意**

筋が鎖骨上窩を走行するので、鍼先が肺尖部に向かって刺入されると気胸が発生する危険性がある。

> **確認法**

●前斜角筋
　第1肋骨部（鎖骨の胸骨端付近の下）を触り、その部で攣縮していること。
●中斜角筋
　第1肋骨部を触り、その部で攣縮していること。
【鑑別】胸骨柄・鎖骨内側3分の1の上面・乳様突起部で胸鎖乳突筋が攣縮していないこと。

51

前編

5 菱形筋　　Rhomboideus m.

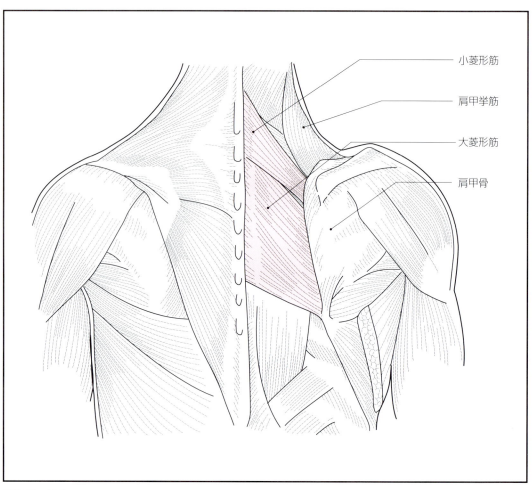

図5.2−5.1

適 応　　肩甲間部のこりや痛みで治療対象となる。

解 剖　　図5.2−5.1参照
　　　　　　図の左半分には僧帽筋に覆われている様子を、右半分には僧帽筋を除去した状態を示してある。形状は菱形で、第5(6)頸椎以下から第(4)5胸椎までの棘突起、項靱帯、棘上靱帯から起こり、筋束は平行して斜めに外下方へ走り、肩甲骨の内側縁に付着する。

第5章　実　習

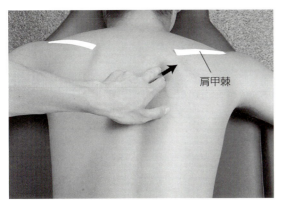

図5.2-5.2

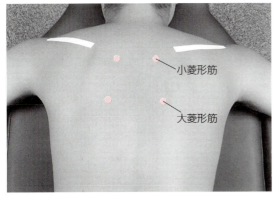

図5.2-5.3

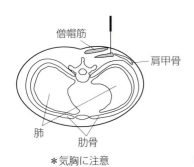

＊気胸に注意

図5.2-5.4

触　察　図5.2-5.2参照

　肩甲間部において、筋線維の走行（図5.2-5.1参照）に対して直角の方向に指を動かしながら圧をかけると菱形筋の筋線維を触れることができる。この時、僧帽筋下部線維の走行との違いをよく確認すること。図には示していないが、側臥位で、観察する側（上になった側）の上肢を前に出す（肩関節屈曲内転位）と、菱形筋が緊張して触れやすくなる。

刺入点　図5.2-5.3，図5.2-5.4参照

　肩甲間部の胸椎寄りには僧帽筋下部線維があるため、菱形筋をねらうにはやや肩甲骨に近い方に刺入点を取る必要がある。筋線維をよく確認し、前額面方向に刺入し、鍼先を肋骨の手前にとどめる。

注　意　この筋に刺入する場合、気胸の予防を心がけなければならない。鍼尖が胸膜を貫通しないように、肋骨に当てて深刺を避けるようにする。筋線維中にある細部の緊張や圧痛をねらうには鍼を使用する必要があるが、鍼先を肋骨に確実に当てられない場合には、表面電極を用いて刺激する。

確認法　肩甲骨内縁と下位頚椎から上位胸椎棘突起部を触り、その部で菱形筋が攣縮していること。また、肩甲骨が内転し、下角が内上方に引かれていること。

【鑑別】下位胸椎棘突起部を触り、僧帽筋下部線維が攣縮していないこと。また、肩甲骨が下方に引かれていないこと。

前編

6 棘上筋・棘下筋・小円筋 ★★★
Supraspinatus, Infraspinatus and Teres minor m.

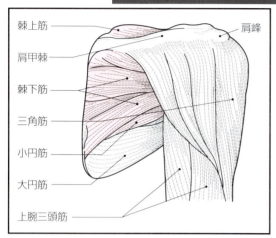
図5.2-6.1

適 応 五十肩、スポーツや職業による肩関節の障害において治療対象となる。

解 剖 図5.2-6.1, 図5.2-6.2参照
棘上筋・棘下筋・小円筋は、肩甲骨から起こり上腕骨に向かい、三角筋後部線維に覆われる。

● 棘上筋
棘上窩から起こり、長い三角形をなして肩峰の下を外方に走り、腱となって肩関節包に癒合しながら関節上方を越え、上腕骨大結節の上部に付着する。

● 棘下筋
棘下窩から起こり、三角形をなして外方に走り、上腕骨大結節の後縁に付着する。

● 小円筋
棘下筋に一部覆われて肩甲骨後面の外側縁上半分から起こって外方に走り、上腕骨大結節後縁の下部、大結節稜の上端に付着する。

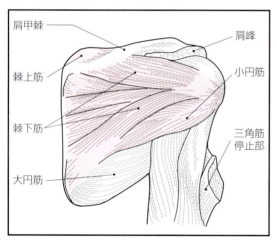
図5.2-6.2

図5.2-6.3参照
第7頚椎の高さでの断層像では、棘上窩中央部では僧帽筋中部線維と棘上筋起始部が重なっており、僧帽筋の前面には肩甲挙筋がある。図5.2-6.3からわかるように、鍼の刺入位置、深さや方向を変えることによって刺激する筋肉を選択することができる。

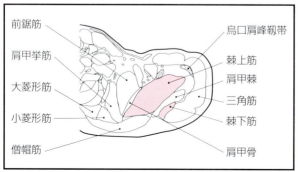
図5.2-6.3

54

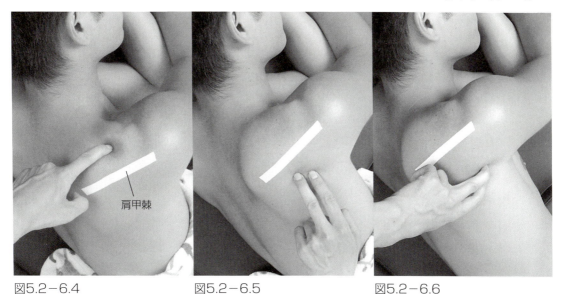

図5.2−6.4　　　　　　　　図5.2−6.5　　　　　　　　図5.2−6.6

触察

●棘上筋　図5.2−6.4参照

　棘上窩に少し圧をかけながら外側に探っていくと、肩関節近くで深部に触れられる。

●棘下筋　図5.2−6.5参照

　肩甲棘直下で触れられる。強く肩甲骨に押しつけて触ると痛いので、筋線維の走行に垂直に、弱めに圧をかけて触る。

●小円筋　図5.2−6.6参照

　棘下筋の下で上腕の方へ探っていくと触れられる。

　棘下筋と小円筋は上腕骨の方へ指で追従すると、腱を触れることができる。

前編

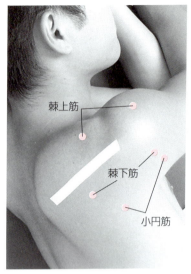 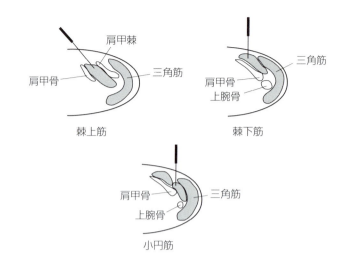

図5.2-6.7　　　　　　　　　図5.2-6.8

刺入点　図5.2-6.7, 図5.2-6.8参照

●棘上筋

　肩甲骨上角の外側から鍼先を棘上窩外方に向けて刺入する。

●棘下筋

　肩甲棘直下（棘下窩）で、鍼先を肩甲骨に向けて矢状方向に刺入する。

●小円筋

　棘下筋外方で、鍼が肋間に入らないように慎重に矢状方向に刺入する。

確認法

●棘上筋

　棘上窩（と上腕骨大結節部）を触り、その部で棘上筋が攣縮していること。棘上筋の作用である上腕の外転運動は観察できない。

【鑑別】上位胸椎棘突起部を触り、僧帽筋中部線維が攣縮していないこと。

●棘下筋

　棘下窩（と上腕骨大結節部）を触り、その部で棘下筋が攣縮していること。

●小円筋

　肩甲骨外側（腋窩）縁の上端を触り、その部で小円筋が攣縮していること。

【鑑別】棘下窩を触り、棘下筋が攣縮していないこと。また、肩甲骨外側縁の下端を触り、大円筋が攣縮していないこと。

7 三角筋　　Deltoideus m.

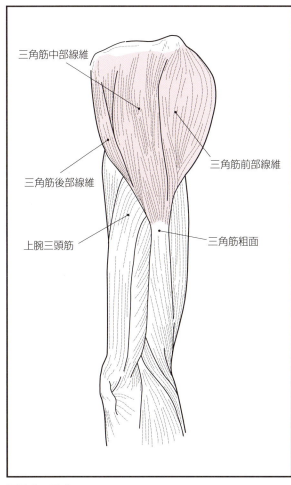

図5.2-7.1

適　応　重量物を持ち上げる職業やスポーツによる肩関節の障害で治療対象となる。また、頚部神経根症における放散痛と筋力低下で治療対象となる。

解　剖　図5.2-7.1参照

鎖骨の外側1／3（前部）、肩峰上面（中部）および肩甲棘（後部）から起こり、三頭は合して上腕骨の三角筋粗面に付着する。

触　察

●前部線維　図5.2-7.2参照

術者は上腕上部前面を片方の手で触れながら、一方の手で上腕前面に抵抗をかけて患者に肩関節の屈曲運動を行わせる。

●中部線維　図5.2-7.3参照

術者は上腕上部外側を片方の手で触れながら、一方の手で上腕外側に抵抗をかけて、患者に肩関節の外転運動を行わせる。

●後部線維　図5.2-7.4参照

術者は上腕上部後面を片方の手で触れながら、一方の手で上腕後面に抵抗をかけて、患者に肩関節の伸展あるいは水平外転運動を行わせる。

三角筋の周辺には、上腕二頭筋長頭腱や棘上筋、棘下筋腱が走るので、圧痛や筋の過緊張がどの筋と一致しているかを、それぞれの触診法を参考によく確認する必要がある。

前編

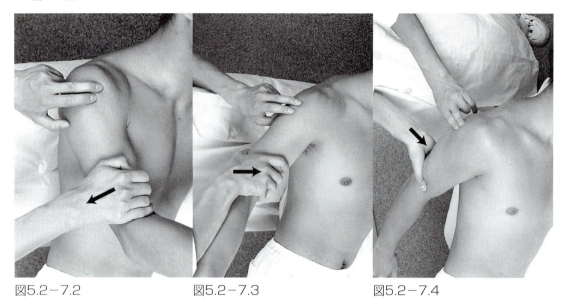

図5.2-7.2　　　　　　　図5.2-7.3　　　　　　　図5.2-7.4

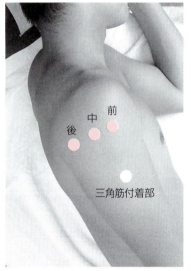

図5.2-7.5

 刺入点　図5.2-7.5，図5.2-7.6参照

近位側で前・中・後の筋腹に刺入する。付着部近くでは通電によって筋収縮が得られないばかりか痛みが生じるので注意すること。筋腹が十分にある患者の場合では、上腕骨に向けて刺入するが、筋の発達不良や萎縮がみられる場合には斜刺で刺入する。

確認法　三角筋粗面部を触り、その部で攣縮していること。

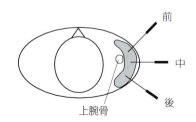

図5.2-7.6

第5章 実　習

8 上腕二頭筋　　　　　　　　　　　Biceps brachii m.

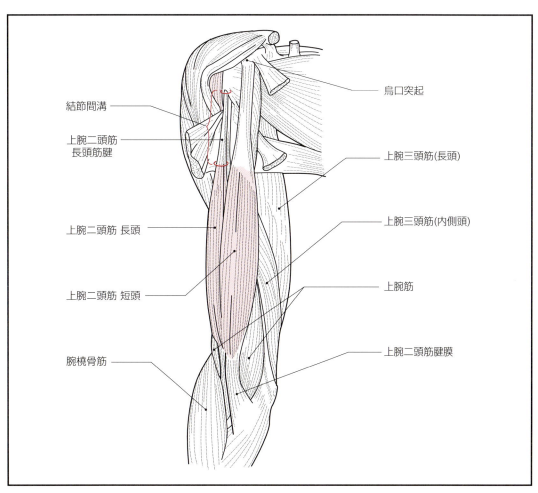

図5.2-8.1

適　応　　上腕二頭筋長頭腱炎、頚部神経根症による上肢の放散痛と筋の過緊張に対して治療対象となる。

解　剖　　図5.2-8.1参照

外側の長頭は肩甲骨の関節上結節と一部は関節唇から起こり、関節包内で上腕骨頭に沿って外方へ走り、結節間溝を下り関節腔の外に出る。内側の短頭は烏口腕筋とともに肩甲骨の烏口突起から起こり下行する。両頭は一緒になり紡錘形の筋腹となり、腕橈骨筋と前腕屈筋群との間を深く入り橈骨粗面に付着する。腱の一部は薄い上腕二頭筋腱膜となって前腕筋膜の上内側に放射状に付着する。

前編

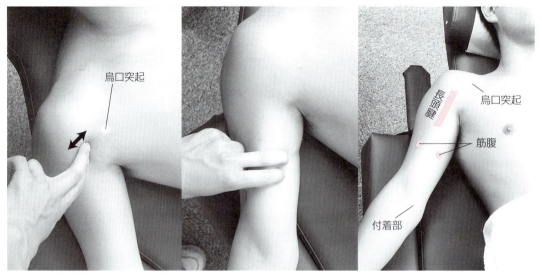

図5.2-8.2　　　　　　図5.2-8.3　　　　　　図5.2-8.4

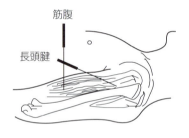

図5.2-8.5

触察

●長頭腱　図5.2-8.2参照

　術者は前腕に抵抗をかけて患者に肘関節の屈曲運動を行わせると、全長にわたって緊張した本筋を触れられる。長頭は、結節間溝部において緊張して触れられ、筋の走行に直角に指を動かすとさらにわかりやすい。

●筋腹　図5.2-8.3参照

　上記と同様の方法で行うが、頚部神経根症の際には、脱力させても本筋に緊張がみられることがある。筋に萎縮があれば筋力が減弱し、図のように筋を把握した際に、健側に比較して細く感じられたり、すじ状の線維が筋の走行に沿って触れられる。

刺入点　図5.2-8.4，図5.2-8.5参照

●長頭腱

　走行に沿って斜刺で刺入する。

●筋腹

　最も膨らんでいる筋腹中央に矢状方向に刺入する。

確認法　結節間溝部と上腕二頭筋腱部を触り、その部で攣縮していること。また、電流量を上げると前腕の回外運動がみられる。

60

9 上腕三頭筋　　Triceps brachii m.

★

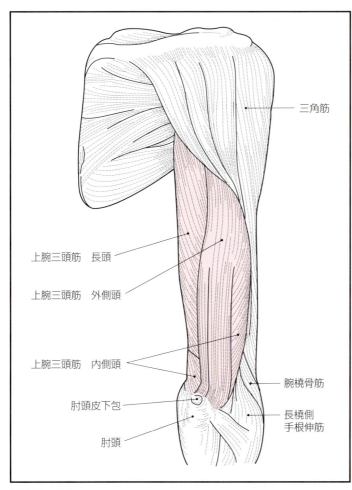

図5.2-9.1

適応　頚部神経根症による放散痛や筋萎縮、労働やスポーツによる筋疲労時に治療対象となる。

解剖　図5.2-9.1参照
●内側頭
　上腕骨後面と両側の筋間中隔から起こり、幅の広い腱板を作る。
●外側頭
　上腕骨の橈骨神経溝の上方に接して線状に起こり、腱板の上端と外側縁に付着する。
●長頭
　肩甲骨の関節下結節から起こり、大円筋と小円筋との間を走り、腱板の内側縁に付着する。腱板は関節包と癒合して尺骨の肘頭に付着する。

触察　図5.2-9.2参照

　本筋は、筋腹が平坦なので上から圧してもわかりにくく、直下に上腕骨や橈骨神経があるので無理に圧すると痛みを誘発する。術者は前腕に抵抗をかけて患者に肘関節の伸展運動を行わせると触れやすくなる。把握するように触れると筋の厚みや硬度がよくわかる。

　長頭は上部では三角筋後部に覆われている。そのため長頭部での圧痛を三角筋のものと誤認しやすいので、抵抗をかけて圧痛部位が三頭筋長頭か三角筋かをよく確認すること。

前編

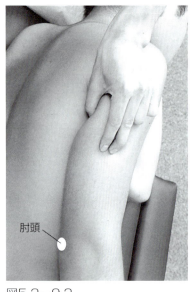
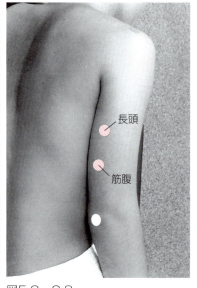
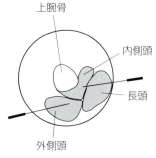

図5.2−9.2　　　　　　　図5.2−9.3　　　　　　　図5.2−9.4

刺入点　図5.2−9.3，図5.2−9.4参照

　上記のように、抵抗をかけて肘を伸展させ、筋腹を確認したら、脱力させて上腕骨に沿わせるように筋腹の中に刺入する。筋腹は上腕の中央部に、長頭は三角筋後縁で刺入する。骨に向けて刺入すると深度が浅くなるので通電中に鍼が抜け落ちてしまうことがあるため、上腕骨後面で前額面方向に刺入する。

注　意　この筋は筋腹に厚みがない上、高齢者や萎縮を起こした患者ではさらに薄くなっている。したがって、刺入深度には十分注意すること。

確認法　上腕三頭筋腱部（肘頭部より近位部）を触り、その部で攣縮していること。

10 長母指外転筋・短母指伸筋 ★★
Abductor pollicis longus and Extensor pollicis brevis m.

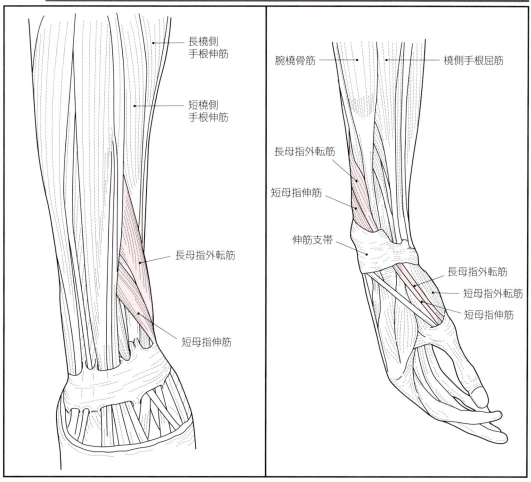

図5.2-10.1　　　　　　　　　図5.2-10.2

適応　De Quervainの狭窄性腱鞘炎において治療対象となる。

解剖　図5.2-10.1, 図5.2-10.2参照

　　長母指外転筋は尺骨と橈骨（下1／3）の背側面および前腕骨間膜背面から起こる。短母指伸筋は橈骨と骨間膜から起こる。両者は並んで下外方へ走り、前腕下部で長・短橈側手根伸筋の腱の上を越えて外下方に向かい腱に移行する。両筋の腱は伸筋支帯下の第1手根管を共同に通って母指に至り、長母指外転筋は第1中手骨に、短母指伸筋は母指基節骨底に付着する。

前編

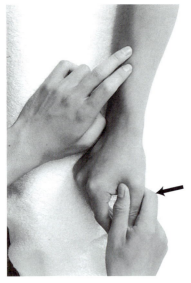
図5.2-10.3

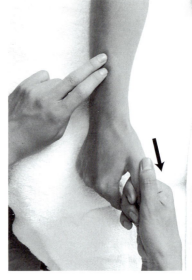
図5.2-10.4

触察

●**長母指外転筋**　図5.2-10.3参照

　術者は母指に抵抗をかけて、患者に母指の外転運動を行わせる。

●**短母指伸筋**　図5.2-10.4参照

　術者は母指に抵抗をかけて、患者に母指の伸展運動を行わせる。

　抵抗運動を行いながら起始部あるいは手関節橈側を触れると、抵抗をかける方向によって両者を区別できる。De Quervainの狭窄性腱鞘炎では、手関節橈側からこれらの筋周囲に浮腫と圧痛がみられることが多い。

刺入点

図5.2-10.5, 図5.2-10.6参照

　前腕背側で橈骨の上を遠位から近位方向に少し圧をかけながら触っていくと、起始部の膨らみを触れるので、ここに斜刺で刺入する。遠位端の腱に通電しても痛みを生じるだけで攣縮しないので、起始部近くに刺入点をとるよう心がける。

確認法

●**長母指外転筋**

　第1中手骨底橈側部を触り、その部で攣縮していること。また、母指外転・手関節の橈屈運動がみられること（徒手で母指を軽く内転・手関節を軽く尺屈させると、母指外転・手関節橈屈方向に抵抗を感じる）。

【鑑別】徒手により母指を軽く屈曲させ伸展方向に抵抗を感じたときは長・短母

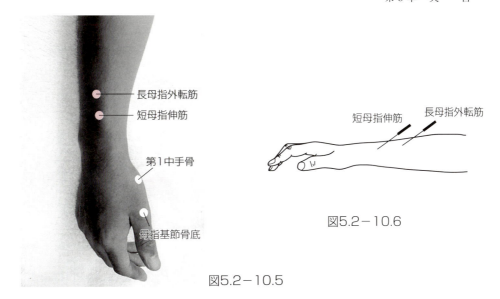

図5.2-10.5

図5.2-10.6

指伸筋が攣縮している。
●短母指伸筋
　母指基節骨底部を触り、その部で攣縮していること。また、母指の中手指節関節の伸展がみられること（徒手で母指中手指節関節を軽く屈曲させると伸展方向に抵抗を感じる）。

【鑑別】徒手により母指・手関節を軽く内転させ外転方向に抵抗を感じたときは長母指外転筋が、母指指節関節を軽く屈曲させ伸展方向に抵抗を感じたときは長母指伸筋が攣縮している。

前編

11 尺側手根屈筋　　Flexor carpi ulnaris m.

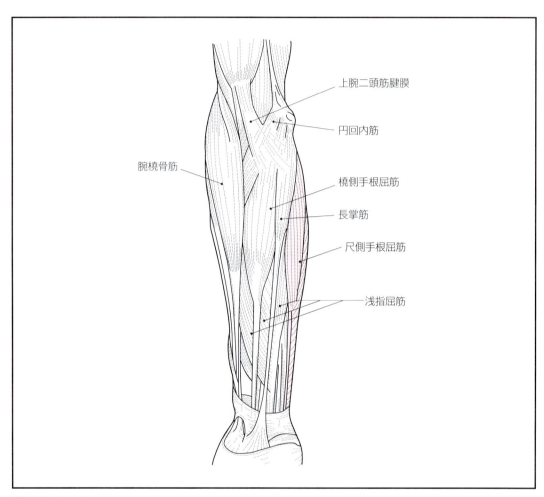

図5.2−11.1

適　応　　尺骨神経の絞扼性障害やスポーツ、職業性の肘の障害（内側上顆炎）で治療対象となる。

解　剖　　図5.2−11.1参照

上腕頭は上腕骨の内側上顆と前腕筋膜から、尺骨頭は肘頭から尺骨中部までの後縁から起こる。両頭が一緒になった筋腹は前腕前面の内側を下り、前腕の中ごろから細い腱となる。腱は手根の豆状骨に付着した後、さらに延びて靱帯となって有鉤骨と第5中手骨底に付着する。

第5章 実　習

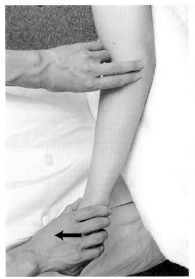
図5.2−11.2

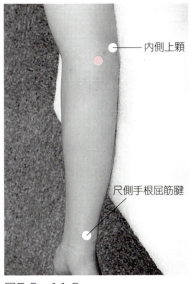
図5.2−11.3

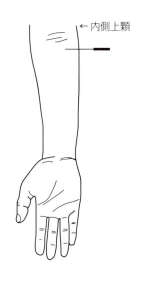
図5.2−11.4

触　察　図5.2−11.2参照

　　術者は手部尺側に抵抗をかけて、患者に尺屈運動を行わせると全長にわたってよく触れられる。肘の障害では、この筋の起始部近くで過緊張が認められる。

刺入点　図5.2−11.3，図5.2−11.4参照

　　上記のように抵抗をかけて筋を確認したら、脱力させて内側上顆近くの起始部で前額面方向に刺入する。

確認法　豆状骨部を触り、その部で攣縮していること。また、手関節屈曲・尺屈運動がみられること（徒手で手関節を軽く背屈・橈屈させると、掌屈尺屈方向に抵抗を感じる）。
【鑑別】徒手により第2−4指を軽く背屈させ掌屈方向に抵抗を感じたときは浅・深指屈筋が攣縮している。また、手部を触り尺骨神経支配の筋が攣縮していないこと。

前 編

12 円回内筋　　Pronator teres m.
★★

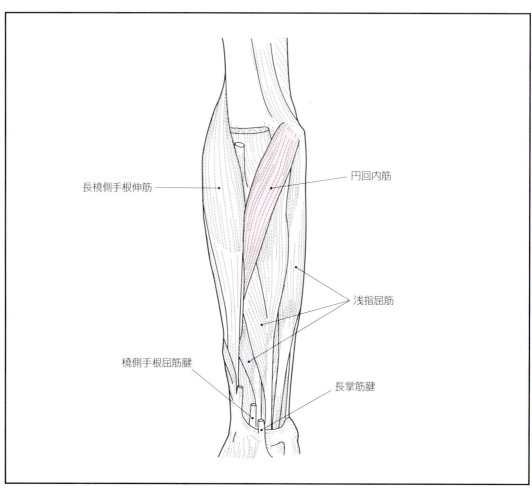

図5.2−12.1

適 応　農作業や重い物を運ぶような人の前腕の疲労や円回内筋症候群において治療対象となる。

解 剖　図5.2−12.1参照

　本図では、前腕前面の浅層の筋は除去してある（表層の筋は図5.2−11.1参照）。上腕頭は上腕骨の内側上顆と内側上腕筋間中隔から起こる。発達の弱い尺骨頭は前者より深く尺骨粗面の内側縁から腱膜性に起こる。両頭はともに下外方へ走り、平らな腱となって橈骨の中央部の回内筋粗面に付着する。

第 5 章 実　習

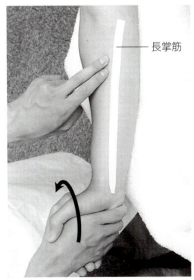 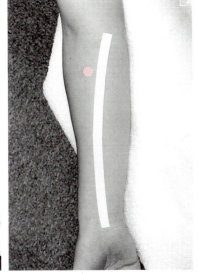 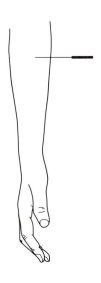

　　図5.2-12.2　　　　　　　　図5.2-12.3　　　　　　　　図5.2-12.4

触　察　　図5.2-12.2参照

　　術者は患者と握手をするようにして抵抗をかけ、患者に回内運動を行わせ、肘窩底辺の内側を触って本筋を確認する。前腕前面が疲労によって硬くなっている場合、脱力させても緊張した円回内筋が触れられることがある。

刺入点　　図5.2-12.3，図5.2-12.4参照

　　図の白テープは長掌筋を示してある。長掌筋と円回内筋は内側上顆からほぼ並んで下降するが、円回内筋はやや橈側に位置する。そのすぐ橈側には上腕二頭筋の腱膜がある（図5.2-11.1参照）。これらの位置関係から円回内筋を確認し、できるだけ近位側で矢状方向に刺入する。

確認法　　この筋肉は触れることによる確認はできないので、前腕回内運動を確認する（徒手で前腕を軽く回外させると回内方向に抵抗を感じる）。
　　【鑑別】正中神経との鑑別のため前腕部・手部を触り、正中神経支配の筋が攣縮していないこと。

前編

13 腕橈骨筋　　　Brachioradialis m.

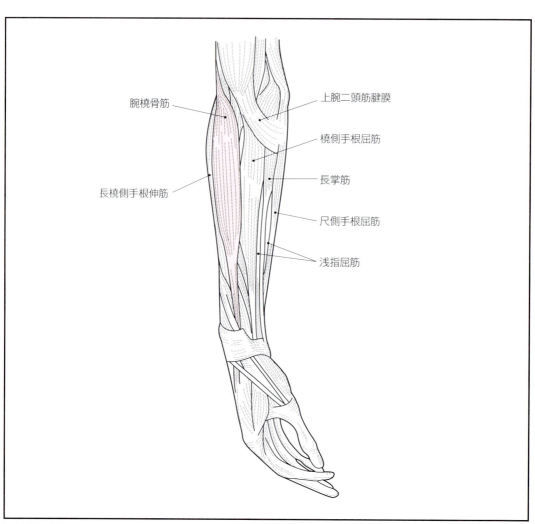

図5.2-13.1

適 応　前腕の筋疲労、頚部神経根症、上腕骨外側上顆炎（テニス肘）において治療対象となる。

解 剖　図5.2-13.1参照

上腕骨の外側顆上縁および外側筋間中隔から起こり、前腕橈側を下り、橈骨茎状突起の基部外側に付着する。

第5章 実 習

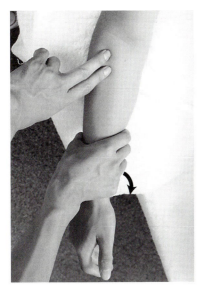

図5.2-13.2

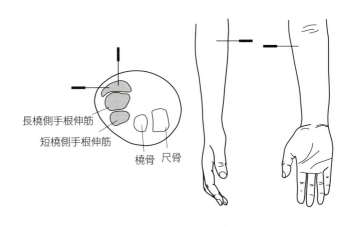

図5.2-13.4

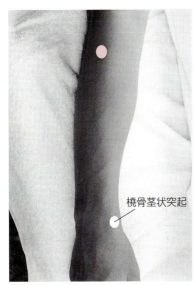

図5.2-13.3

:::触察::: 図5.2-13.2参照

前腕橈側の上部では、筋腹の膨らみを触れることができる。萎縮して触れにくい時には図のように前腕を90°回内位で遠位部に抵抗をかけ、患者に肘関節の屈曲運動を行わせると確認できる。テニス肘や肘に負担をかける職業では、外側上顆や本筋に圧痛がみられる。

:::刺入点::: 図5.2-13.3, 図5.2-13.4参照

上腕骨外側上顆より内側の起始部近くで、筋腹の膨らみに刺入する。矢状方向でも前額面方向でも当てることができる。刺入点が後方へずれると、長・短橈側手根伸筋に当たる。

:::確認法::: 橈骨茎状突起部を触り、その部で攣縮していること。

【鑑別】第2・3中手骨背面部を触り、長・短橈側手根伸筋が攣縮していないこと。

71

前編

14 脊柱起立筋　　Erector Spinae m.

腰部★　　胸部★★★

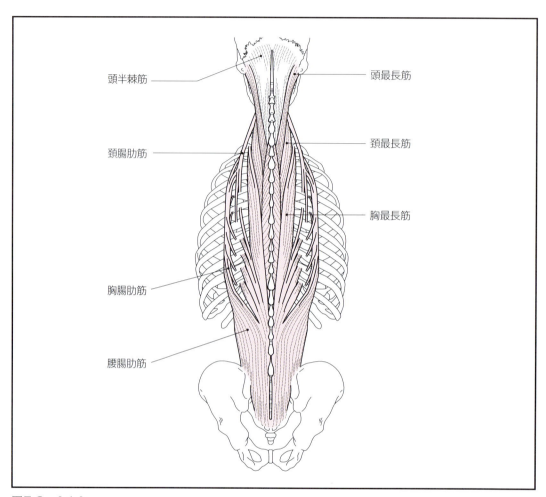

図5.2−14.1

適応　背部痛、腰痛で治療対象となり、もっとも治療頻度の高い筋である。

解剖　図5.2−14.1参照

脊柱起立筋は、腰・胸・頚腸肋筋と胸・頚・頭最長筋および胸・頚・頭棘筋からなる。ここでは通常治療対象となる腸肋筋と最長筋について述べる。

●腸肋筋

腸骨稜および仙骨後面の表層で、最長筋の外側から起こり、これと共同の腱膜を作り、上方に走る。この深層に第12−3肋骨角上縁から起こる筋束が合流する。筋腹の外側から順々に付着腱を出して、全肋骨角および第7−4頚椎の

横突起に付着する。

● **最長筋**

腸骨稜、仙骨および腰椎の棘突起から起こって、腸肋筋の内側および深部で腸肋筋と癒合し、上方へ走る。腸骨稜と棘突起から起こる部分（胸最長筋）には外側と内側の付着腱があり、外側腱は全胸椎の肋骨突起と第3-5以下の肋骨に、内側腱は全腰椎の副突起と全胸椎の横突起に付着する。

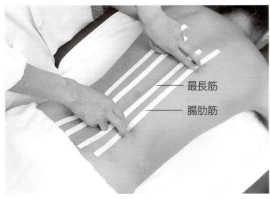

図5.2-14.2

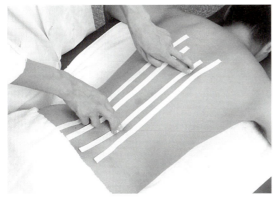

図5.2-14.3

> 触 察

白テープは、脊柱起立筋の高まりの外側縁と内側縁を示してある。

● **腸肋筋**　図5.2-14.2参照

筋の走行に直角に、少し圧をかけながら触ると筋腹がわかりやすい。腸骨稜の起始部近くでは、最長筋との太い共同腱膜が触れられ、高まりの外側を上方に向かって触っていくと、肋骨角への付着腱を触知できる。

● **最長筋**　図5.2-14.3参照

腸骨稜の起始部近くで高まりの内側を触り、上方の肋骨角の方へ指を動かしていくと、脊柱側の筋束と肋骨角に付着する筋束に分かれて触知できる。背部痛を訴える患者の中では、胸腸肋筋が肋骨角に付着する部分に圧痛を認めることがある。

一見、脊柱に沿って単純に膨隆している筋のように見えるが、実際には非常に整然と腸骨と脊椎から肋骨に向かって並んだ筋束からなっている。頚部および上位胸椎部では、浅層の筋（僧帽筋など）が覆っていて触れにくくなっているが、腸骨稜から胸腰椎部では太い筋腹が触れられ、肋骨角まではやや細い筋束が触れられる。

前編

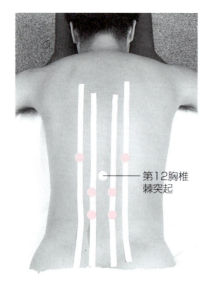
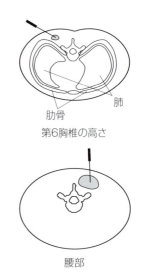

図5.2-14.4　　　　　　　　　　　　　　図5.2-14.5

刺入点　図5.2-14.4，図5.2-14.5参照

　　筋腹をよく確認した上で圧痛や硬結を確認しながら筋の中に刺入する。腰椎の高さでは矢状方向に、肋骨角では肋間を貫通しないようにやや脊柱に向けて斜刺で刺入する。

注　意　背部の肋骨角付着部に刺入するときは、肋間を越えて深部に鍼が入らないように十分注意する。脊椎レベルと体壁に近い位置にある臓器を挙げると次のようになる。

　　　　Th 4 - 7：肺　Th 8 - 12右：肝臓　Th 9 - 12左：脾臓　Th12-L 2：腎臓

　　長い鍼が背部から刺入されれば、これらの臓器に刺入され傷害をもたらす可能性が考えられる。鍼の刺入深度に注意を払うよう心がける（「第3章　安全管理」p.17参照）。

確認法

●腰腸肋筋

　　脊柱起立筋の最外側に位置する筋腹、あるいは下位6〜7個の肋骨角で攣縮していること。

●胸腸肋筋

　　上位6個の肋骨角上縁で攣縮していること。

●胸最長筋

　　胸・腰椎横突起及び下位9〜10個の肋骨角で攣縮していること。

第 5 章 実　習

15 腰方形筋　　Quadratus lumborum m.

★★★

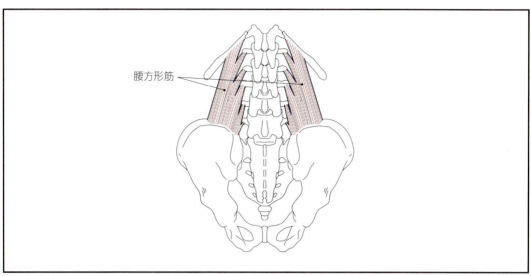

図5.2−15.1

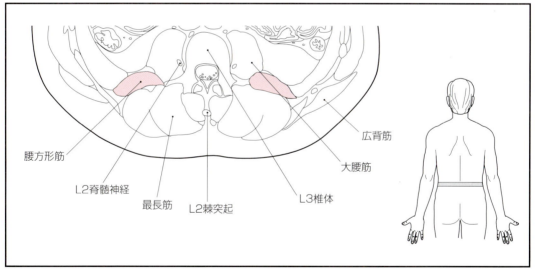

図5.2−15.2

適　応　　高齢者の慢性化した腰痛や深部に痛みがある腰痛に効果がある。

解　剖　　図5.2−15.1参照

腰椎の両側で腰腱膜の前にある長方形の筋で、主部は腸骨稜と腸腰靱帯から起こり第12（最下位）肋骨に付着し、内側部は腰椎の肋骨突起に付着する。

前　編

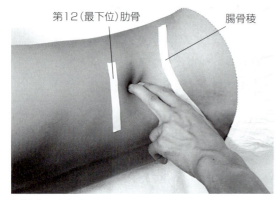

図5.2-15.3

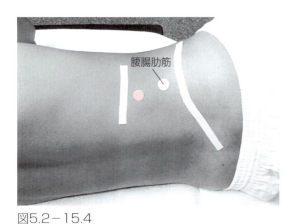

図5.2-15.4

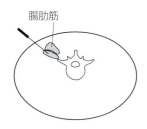

図5.2-15.5

図5.2-15.2参照

　第3腰椎の高さの断面像では、腰部の浅層には最長筋があり、腰椎肋骨突起と同じ深さに腰方形筋がある。

触察　図5.2-15.3参照

　側臥位で、腸骨稜と最下位肋骨（白テープ）を確認する。脊柱起立筋（腸肋筋）の外側で最下位肋骨の下で脊柱に向かって圧をかけて、筋の走行に直角に指を動かすと触れられる。腰痛の患者では非常に硬い筋腹を確認できる。

刺入点　図5.2-15.4，図5.2-15.5参照

　断面図（図5.2-15.2）からわかるように、表層には最長筋と腸肋筋が存在するために、腸肋筋の外側から2寸（60㎜）を腰椎肋骨突起に向けて45°位に傾けて刺入する。

注意　触診で腰方形筋の位置をよく確認し、鍼先がそれないように刺入角度を厳密に決定すること。刺入時に鍼が立ちすぎると鍼先が腰椎前面に入り、やせた患者では腎臓に刺入されてしまい危険である。

確認法　第12肋骨（最下位肋骨）の下縁と腸骨稜部を触り、その部で攣縮していること。
【鑑別】仙骨部を触り、腸肋筋・最長筋が攣縮していないこと。

16 大殿筋・中殿筋・小殿筋
Gluteus maximus, Gluteus medius and Gluteus minimus m.

大殿筋★　中殿筋★★
小殿筋★★

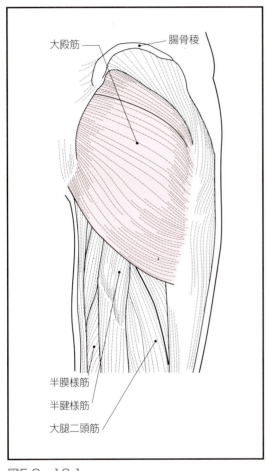

図5.2－16.1

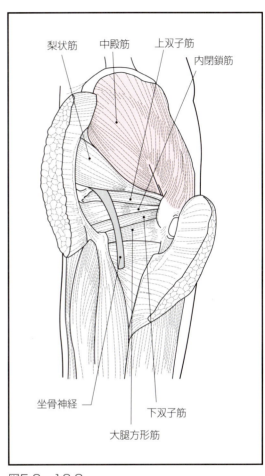

図5.2－16.2

適応　腰椎椎間関節症状や椎間板ヘルニアによる根症状、股関節障害において治療対象となる。

解剖

●**大殿筋**　図5.2－16.1参照

腸骨稜の外面、仙骨と尾骨の外側縁、仙結節靭帯から起こり、筋束は下外方に走る。筋束は腱板となって大転子を越え腸脛靭帯の深層に移り、筋束の深層は強い平たい腱で大腿骨の殿筋粗面に付着する。

前　編

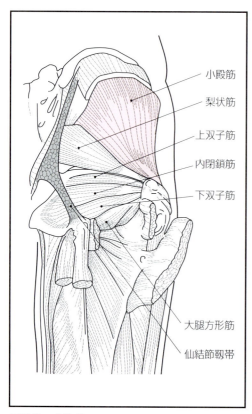

図5.2-16.3

● 中殿筋　図5.2-16.2参照

　腸骨翼の外面、腸骨稜外唇および殿筋筋膜から起こり下方に走り、扇状に集まって強い腱を作り、大転子の先端を被ってその外側面に付着する。

● 小殿筋　図5.2-16.3参照

　大・中殿筋に覆われ、腸骨稜の外面で前および下殿筋線の間から起こる。筋束は集まって下外方に走り、扇状に集まって腱を作り大転子の先端を覆ってその外側面に付着する。

触　察

● 大殿筋　図5.2-16.4参照

　殿部の大部分を覆っている筋なので、少し圧をかけて筋の走行と直角に指を動かすと容易に触れられる。腸骨稜、仙骨外縁起始部で圧痛がよくみられる。特に腰下肢痛の患者でこの付近で圧痛が多く、後述の梨状筋や坐骨神経との鑑別が必要となる。

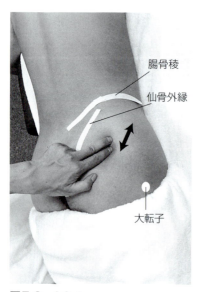

図5.2-16.4

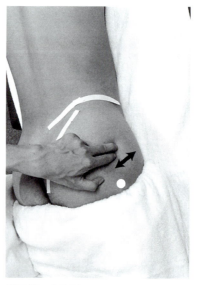

図5.2-16.5

78

第5章 実 習

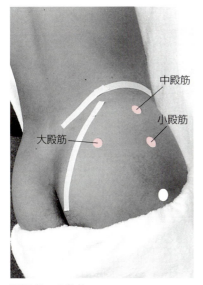

図5.2-16.6

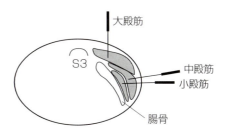

図5.2-16.7

●中殿筋　図5.2-16.5参照

殿部の外側寄りに位置し、大殿筋の外側で触れられる。術者の片方の手で大転子の近位側を触れながら一方の手で股関節を内転・内旋させると触れやすくなる。

●小殿筋

中殿筋に覆われているため直接は触れられないが、脱力させると殿部の外側で腸骨稜の外面から大転子方向に圧をかけて触っていくと三角形の筋腹を触れることがある。

刺入点　図5.2-16.6，図5.2-16.7参照

●大殿筋

仙骨外縁のやや外方で起始部付近に刺入する。矢状方向に刺入する。

●中殿筋

上後腸骨棘から前方に腸骨稜をたどっていき、大殿筋の刺入点よりもやや外方に刺入点を取る。皮膚面に直角に刺入する。

●小殿筋

腸骨稜外面の下方で起始部付近に刺入する。皮膚面に直角に刺入する。

確認法

●大殿筋

仙骨外縁と大腿骨停止部を触り、その部で攣縮していること。

●中殿筋

腸骨稜と大転子（外側面）部を触り、その部で攣縮していること。

●小殿筋

大転子の前部を触り、その部で攣縮していること。

前編

17 梨状筋　Piriformis m.
★★

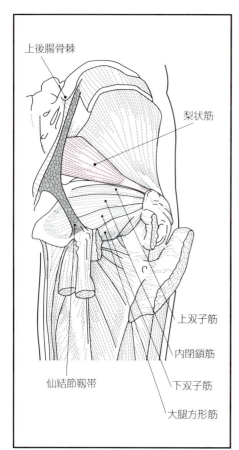

図5.2-17.1

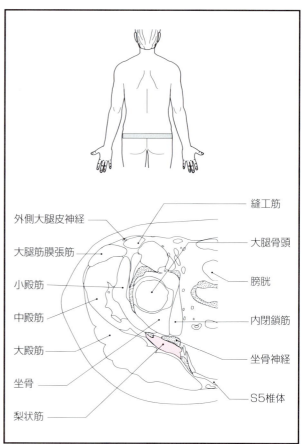

図5.2-17.2

適応　梨状筋症候群や坐骨神経痛に対して治療対象となる。

解剖　図5.2-17.1参照

仙骨の前面で第2-4前仙骨孔をはさんで起こり、筋束は外下方に走り大坐骨孔を通り、骨盤の外に出て中殿筋の下縁に並び、大転子に付着する。

図5.2-17.2参照

第5仙椎の高さの断層像で殿部の断面図をみると、表層は分厚い大殿筋があり、その前方に梨状筋、さらにその前方には坐骨神経が位置している。

触察　図5.2-17.3参照

梨状筋は、仙骨外縁の外側で、大殿筋にしっかり圧をかけて上下に指を動か

第5章 実 習

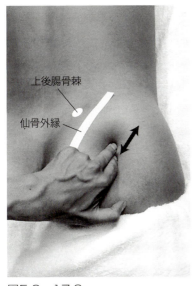

図5.2-17.3

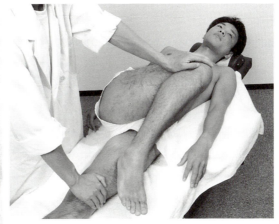

図5.2-17.4

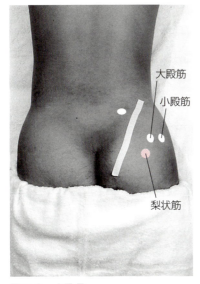

図5.2-17.5

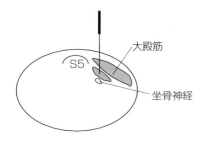

図5.2-17.6

すと、深部に圧痛をともなって間接的に触れることができる。痛みが大殿筋にあるのか梨状筋にあるのかを明確に区別することは難しいので、いくつかの所見から判断する必要がある。例えば、図5.2-17.4のように、股関節を屈曲・内転・内旋させると殿部に健側とは異なった牽引痛を訴えることがある。この所見は、圧痛の有無とともに梨状筋に何らかの問題があって坐骨神経痛などの下肢症状が生じていると考えられる。

刺入点 図5.2-17.5、図5.2-17.6参照

仙骨中央部外縁で、圧痛を目安に2寸（60mm）以上の長めの鍼を矢状方向に刺入する。

確認法 この筋肉は触ることによる確認はできないので、股関節外旋運動を確認する（徒手で踵部を持ち股関節を内旋させると股関節外旋方向に抵抗を感じる）。

【鑑別】坐骨神経との鑑別のため大腿部・下腿部を触り、坐骨神経支配の筋が攣縮していないこと。

前編

18 大腿筋膜張筋　　Tensor fasciae latae m.
★★

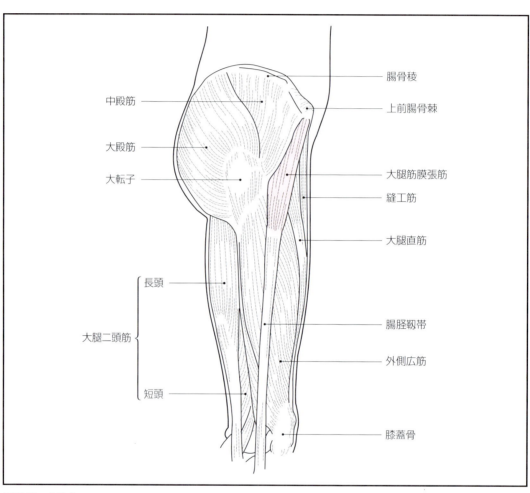

図5.2-18.1

適応　腰部神経根症、股関節・膝関節疾患に随伴する本筋の過緊張において治療対象となる。

解剖　図5.2-18.1参照

上前腸骨棘と大腿筋膜の内面から起こり、大転子の前方を経て腸脛靱帯に移行する。腸脛靱帯は大腿の外側を下り、膝関節の外側で内前方に走り、脛骨外側顆に付着する。

触察　図5.2-18.2参照

術者は膝外側に抵抗をかけて、患者に股関節の外転運動を行わせる。大転子

第5章 実　習

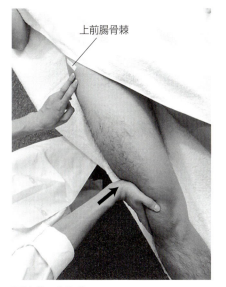

図5.2−18.2

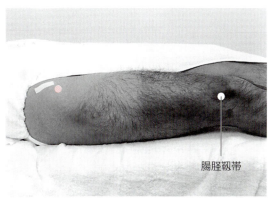

図5.2−18.3

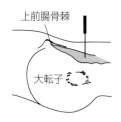

図5.2−18.4

の前方で筋腹が触れやすくなる。腸脛靱帯は、大腿外側の下方を指を前後に動かしながら触れると確認できる。

　上前腸骨棘の前縁から縫工筋、大腿筋膜張筋、その後方には中殿筋が触知できる。変形性膝関節症や腸脛靱帯炎で内反膝をともなう患者では、大腿筋膜張筋から膝外側に至る腸脛靱帯に過緊張が観察される。

刺入点　図5.2−18.3, 図5.2−18.4
　　　　参照

　上前腸骨棘の直下で、大転子の前方で本筋を確認し、できるだけ起始部近くで矢状方向に刺入する。

確認法

　上前腸骨棘と脛骨外側顆部を触り、その部で攣縮していること。
【鑑別】膝蓋靱帯部を触り、外側広筋が攣縮していないこと。
【注意点】両足を結んで通電すると、電流は陰部を通ることになる。より近い電圧で大腿筋膜張筋に電流を通すには、同じ筋肉内に1〜2cm離して刺入し、通電したほうが、安全に筋収縮を得やすい。

前編

19 薄筋・大内転筋 Gracilis and Adductor magnus m.

薄筋★★　　大内転筋★

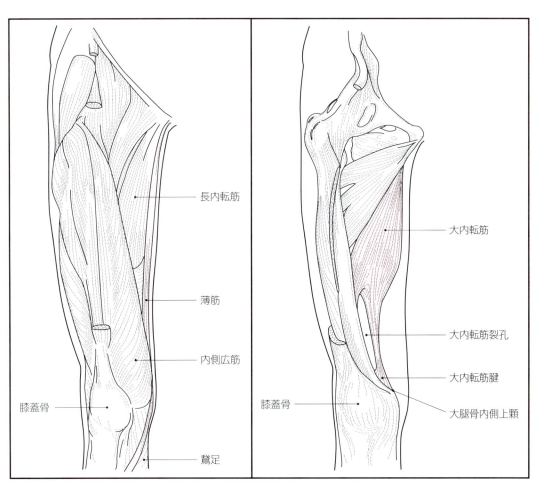

図5.2-19.1　　　　　図5.2-19.2

適応　股関節・膝関節の障害、肉離れで治療対象となる。

解剖

●薄筋　図5.2-19.1参照

恥骨結合の外側から起こり大腿の内側を下り、下半分では長い腱となる。縫工筋の後ろに接して大腿骨内側上顆の後ろを回って脛骨の内側面に付着する。

●大内転筋　図5.2-19.2参照

恥骨下枝、坐骨枝および坐骨結節から起こり、外下方に扇状に広がる。下行する筋束の一部は強い腱となる。筋束は腱膜となって恥骨筋線と大腿骨粗線の内側唇に、腱部は大腿骨内側上顆に付着する。

第5章 実　習

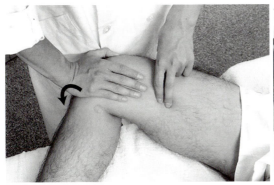

図5.2−19.3　　　　　　　　　図5.2−19.4

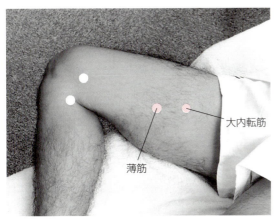

図5.2−19.5

触　察

●薄筋　図5.2−19.3参照

術者は膝の内側に抵抗をかけて患者に股関節の内転運動を行わせると、脛骨内側面の付着部で触れられる。膝内側に痛みを訴える患者で、この筋に圧痛がみられることがある。

●大内転筋　図5.2−19.4参照

大腿内側でもっとも大きな筋である。術者は下肢の内側に軽く抵抗をかけて、患者に股関節を内転させると筋腹あるいは大腿骨内側上顆の付着部腱が緊張し触れやすくなる。

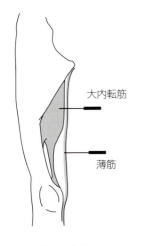

図5.2−19.6

刺入点　図5.2−19.5、図5.2−19.6参照

●薄筋

文字通り薄い筋で、膝を越えると腱となり鵞足に合流する。したがって膝内側やや上方に皮膚面に直角に刺入する。

●大内転筋

付着部近くでは腱になっているので、上方の筋腹に皮膚面に直角に刺入する。

確認法

●薄筋　膝内側で鵞足部を触り、その部で攣縮していること。
●大内転筋　大腿骨内側上顆部を触り、その部で攣縮していること。
【鑑別】鵞足部を触り、薄筋が攣縮していないこと。

85

前編

20 大腿二頭筋・半腱様筋・半膜様筋
Biceps femoris, Semitendinosus and Semimembranosus m.

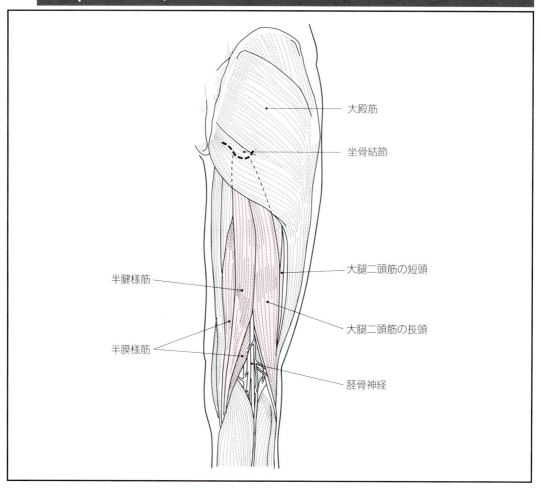

図5.2-20.1

適 応 　膝の疾患による屈曲拘縮、hamstrings tightnessの治療や肉離れにおいて治療対象となる。

解 剖 　図5.2-20.1参照

●大腿二頭筋

　短頭は大腿骨粗線の外側唇から、長頭は半腱様筋とともに坐骨結節から起こり、下方に走り、共同の強い腱となって、膝窩の外側を通って膝関節の外側側副靱帯の後方で腓骨頭に付着する。

第5章 実　習

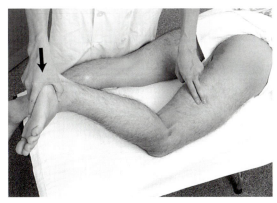
図5.2－20.2

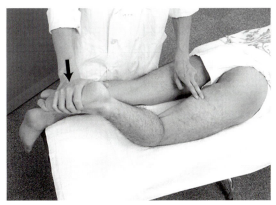
図5.2－20.3

●半腱様筋

　大腿二頭筋長頭の起始の内側で坐骨結節から起こる。その下半は細長い腱となり、膝窩の内側に沿って下内方に走り、脛骨粗面の内側で薄筋付着部の後下方に広がって付着する。

●半膜様筋

　半腱様筋に覆われ扁平な腱で坐骨結節から起こり、上半分は広い腱膜からなる。中部から内側縁の厚い扁平な筋腹となり、下部は円柱状の腱として下内方に走り、内側上顆の後ろから脛骨内側顆の後部に付着する。一部は内上方に反転して斜膝窩靱帯、膝窩筋筋膜に移行する。

触　察

●大腿二頭筋　図5.2－20.2参照

　術者は足関節を外反することで股関節を外旋させ固定し、この状態で足部に抵抗をかけて患者に膝関節の屈曲運動を行わせる。筋走行に沿って浮き上がってほぼ全長にわたって明確に触れられる。

●半腱・半膜様筋　図5.2－20.3参照

　術者は足関節を内反することで股関節を内旋させ固定し、足部に抵抗をかけて患者に膝関節の屈曲運動を行わせる。

刺入点　図5.2－20.4，図5.2－20.5参照

●大腿二頭筋

　上記の方法で抵抗をかけて触れると、坐骨結節の起始部から腓骨頭の付着部までが明確に触れられる。脱力させた後、坐骨結節の起始部に近い部位に矢状方向に刺入する。遠位の付着部近くでは腱になっているので、刺鍼して通電すると痛みが生じ、筋攣縮は生じない。

●半腱・半膜様筋

　上記の方法で抵抗をかけて触れると、坐骨結節の起始部から膝内側付着部までが触れられる。脱力させてから起始部近くで矢状方向に刺入する。

前編

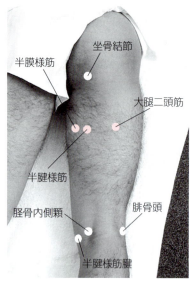

図5.2-20.4　　　　　　　　　　　　　　　図5.2-20.5

確認法

●大腿二頭筋

　　坐骨結節部と腓骨頭部を触り、その部で攣縮していること。

　【鑑別】坐骨神経との鑑別のため、アキレス腱部を触り、攣縮していないこと。

●半腱様筋

　　坐骨結節部と鵞足部を触り、その部で攣縮していること。

　【鑑別】脛骨内側顆部を触り、半膜様筋が攣縮していないこと。

●半膜様筋

　　坐骨結節部と脛骨内側顆部を触り、その部で攣縮していること。

　【鑑別】鵞足部を触り、半腱様筋が攣縮していないこと。

21 大腿四頭筋　Quadriceps femoris m.

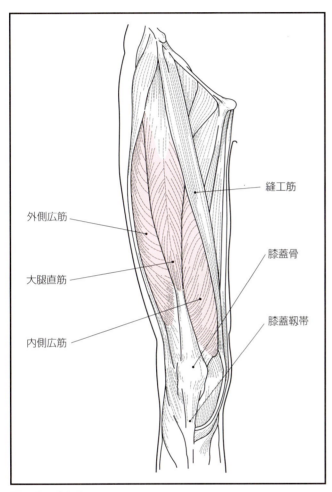

図5.2-21.1

適応　本筋は、変形性膝関節症などの膝疾患において治療対象となる。

解剖　図5.2-21.1参照
● 大腿直筋
　下前腸骨棘および寛骨臼の上方から起こった腱が一緒になって、紡錘状の筋腹を作って下り、扁平な腱となって共同腱の表層中央部に加わる。
● 外側広筋
　大転子の基部および大腿骨から起こり、下内方に走って共同腱の外側縁に合する。
● 内側広筋
　大腿骨転子間線の下部および大腿骨粗線の内側唇から起こり、下外方に走り、共同腱の内側縁に合する。
● 中間広筋
　大腿骨の前面と両側面から広く起こり、下方に走り共同腱の中軸をなす。大腿直筋に覆われている。

　共同腱は大腿前面の正中を下行し、膝蓋骨底と両側縁に付着し、一部は膝蓋骨の前面を越えて膝蓋靱帯となり、脛骨粗面に付着する。腱の両側の線維の一部は内側および外側膝蓋支帯となって脛骨粗面の両側へ付着する（図5.3-38.1参照）。

触察
● 大腿直筋
　下前腸骨棘の下で指で圧をかけながら横に動かすと細い腱が触れられる。膝

前編

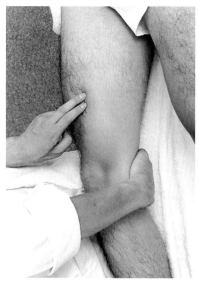

図5.2-21.2

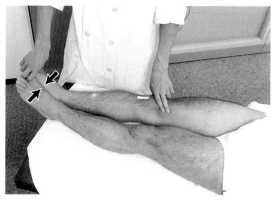

図5.2-21.3

蓋骨底（近位端）に向かって指を移動していくと付着部まで触れることができる。

●外側広筋

大転子の下部に、大腿直筋の外側に母指で圧をかけて、大腿の外側を把握するように触れる。膝蓋骨の付着部まで指を移動していく。

●内側広筋

大腿近位部で、大腿前面を把握し、大腿直筋と内転筋群の間の溝に母指を当て、大腿骨の方に母指で圧しながら横に動かす。膝蓋骨底に向かって移動していく。

●中間広筋

大腿直筋の外側あるいは内側に指を置いて、大腿直筋を避けながら触れる。直下に大腿骨があり、これに軽く指で圧をかけながら横に動かして触れる。

脱力した状態では筋を把握し、硬度の左右差を確認する。大腿外側は直下に大腿骨があるため、矢状方向に指で圧すると硬く感じられ、筋の緊張と誤認しやすいので注意が必要である。

次に、抵抗をかけて筋を緊張させて筋力や萎縮の有無を調べる。大腿四頭筋の筋力低下や萎縮を調べることは治療法を決定する上で重要である。

図5.2-21.2参照

膝を少し屈曲させて膝窩に術者の手を入れて支える。患者に膝窩にある術者の手を押すつもりで膝を伸ばすように指示する。そうすると大腿四頭筋全体が緊張し、よく観察できる。

図5.2-21.3参照

内側広筋の萎縮は、膝の伸展不全の一因であるため、よく調べる必要がある。足の母指内側をつけた状態で、膝を伸展させ、大腿四頭筋を収縮させると同時

第5章 実　習

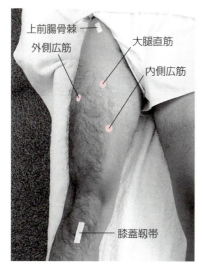

図5.2-21.4

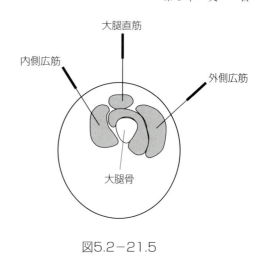

図5.2-21.5

に、母指内側を押すように力を入れさせる。この時、術者は膝蓋骨の内側広筋付着部を触れておく。患者が力を入れた際に、内側広筋の膨らみを触れることができる。本筋に萎縮があればこの膨らみが消失している。

刺入点　図5.2-21.4，図5.2-21.5参照

●**大腿直筋**

　　大腿上部正中部付近で矢状方向か斜刺で刺入する。

●**外側広筋**

　　大転子下方で、大腿直筋の外側で、皮膚面に直角に大腿骨に向けて刺入する。

●**内側広筋**

　　大腿中央部で、大腿直筋と大内転筋の間で、皮膚面に直角に大腿骨に向けて刺入する。

確認法

●**大腿直筋**

　　上前腸骨棘の下で大腿動脈の外側部と膝蓋骨上縁部、膝蓋靱帯部を触り、その部で攣縮していること。

●**内側広筋**

　　膝蓋骨内上縁部と膝蓋靱帯部を触り、その部で攣縮していること。

●**外側広筋**

　　膝蓋骨外上縁部と膝蓋靱帯部を触り、その部で攣縮していること。

【鑑別】脛骨外側顆部を触り、大腿筋膜張筋が攣縮していないこと。

前編

22 下腿三頭筋（腓腹筋・ヒラメ筋）

Gastrocnemius and Soleus m.

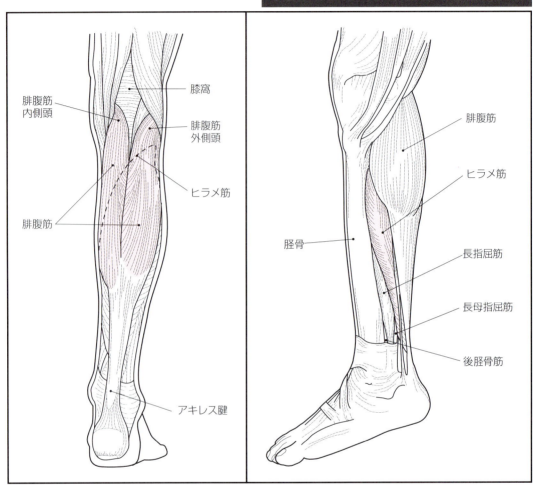

図5.2-22.1　　　　　図5.2-22.2

適応　　膝窩部あるいは下腿の痛みは本筋に起因することが多く、またアキレス腱の炎症や断裂後の痛みなど、治療頻度の高い筋である。

解剖

●**腓腹筋**　図5.2-22.1参照

内側頭は大腿骨の内側上顆から起こり外下方へ、外側頭は外側上顆から起こり内下方へ下り、ともに幅の広い腱の背面に付着する。

●**ヒラメ筋**　図5.2-22.2参照

腓骨頭と腓骨後面および脛骨から起こり、下方へ走って幅の広い腱になる。

第5章 実　習

腓腹筋、ヒラメ筋の腱板は一緒になってアキレス腱となり踵骨隆起後面の中部に付着する。

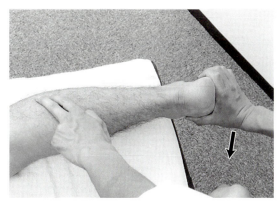
図5.2−22.3

触　察
●**腓腹筋**　図5.2−22.3参照

　腹臥位、膝伸展位で、術者は足底に抵抗をかけて患者に足関節の底屈運動を行わせると、腓腹筋を緊張させることができる。

　腓腹筋では、特に外側頭に強い緊張と圧痛がみられることがあり、膝の運動時の痛みの原因になる。外側頭を触れながら、抵抗運動を行い、緊張時と弛緩時の硬さを比較する。弛緩させても外側頭に硬結と圧痛があれば治療対象となる。

●**ヒラメ筋**　図5.2−22.4参照

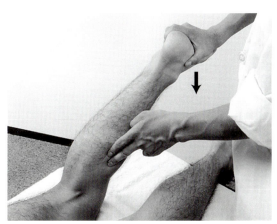
図5.2−22.4

　腹臥位、膝屈曲位で、術者は足底に抵抗をかけて患者に足関節の抵抗運動を行わせると、ヒラメ筋を緊張させることができる。ヒラメ筋は腓腹筋よりも深部にある。脱力した状態で、矢状方向に圧をかけて筋の走行と直角に触ると確認できる。

刺入点　図5.2−22.5，図5.2−22.6参照

●腓腹筋

　内側頭、外側頭に痛みと過緊張が強い場合には、直接そこへ矢状方向に刺入する。腓腹筋全体に緊張が強い場合には、両頭が合した部分（膝窩の底部）に遠位方向に向けて斜刺で刺入する。

●ヒラメ筋

　圧をかけて触れて本筋の緊張が確認できたら、腓骨側あるいは脛骨内側から前額面方向に刺入する。

前編

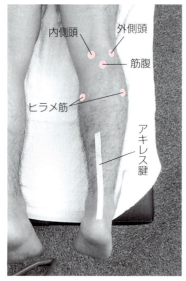
図5.2−22.5

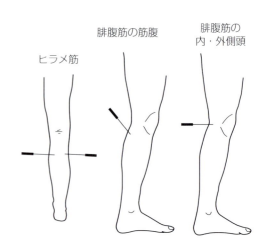
図5.2−22.6

> 確認法

●内側頭

　大腿骨内側顆付近とアキレス腱部を触り、その部で攣縮していること。また、足関節底屈運動がみられること（徒手で足関節を軽く背屈させ底屈方向に抵抗を感じる）。

●外側頭

　大腿骨外側顆付近とアキレス腱部を触り、その部で攣縮していること。また、足関節底屈運動がみられること（徒手で足関節を軽く背屈させ底屈方向に抵抗を感じる）。

●ヒラメ筋

　腓腹筋と同じく、足関節底屈運動がみられアキレス腱部に攣縮を触れる。

【鑑別】腓腹筋の起始部と長趾屈筋、後脛骨筋付着部を触り、これらの筋が攣縮していないこと。

23 前脛骨筋・長指伸筋・長母指伸筋
Tibialis anterior, Extensor digitorum longus and Extensor hallucis longus m.

前脛骨筋★　　長指伸筋★★
長母指伸筋★★

適応　腰部神経根症による痛みや筋力低下、労働やスポーツによる下腿の筋疲労において治療対象となる。

解剖　図5.2-23.1参照

●前脛骨筋

大部分は脛骨外側面から、一部は下腿骨間膜上部から起こり、下方に走り腱となり、脛骨前外側に沿って下る。下腿下部で上伸筋支帯、下伸筋支帯内側部の下を通る。腱は足背に出て、第1足根中足関節の内側を経て、足底の内側縁で内側楔状骨と第1中足骨底の足底面に付着する。

●長指伸筋

主に腓骨内側面と前下腿筋間中隔、一部は脛骨上端の外側面と下腿骨間膜の下部から起こり、前脛骨筋の外側に沿って下

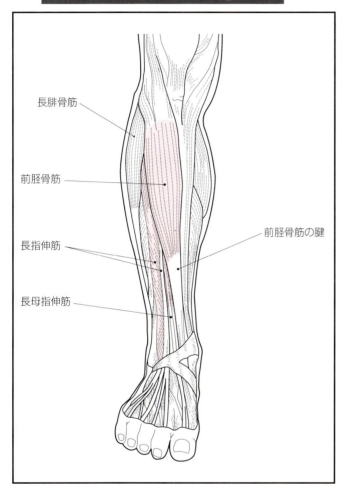

図5.2-23.1

方へ走って腱となり、下伸筋支帯の下で4腱に分かれる。4腱に分かれてから足背に出て、第2-5指の指背腱膜に移り、中節骨と末節骨に付着する。

●長母指伸筋

前脛骨筋と長指伸筋に覆われて下腿骨間膜と腓骨中央部の骨間縁から起こり、内側に腱をもつ半羽状筋となり、下腿前面下部でその腱は前脛骨筋の腱と長指伸筋の腱との間に現れた後に伸筋支帯の下を通る。足背に出てから第1中足骨の背面をへて母指の指背腱膜に移り末節骨底に、その一部は基節骨底に付着する。

前　編

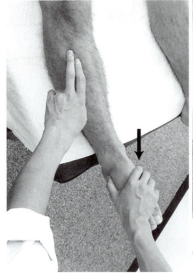 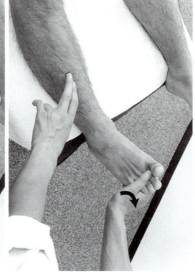 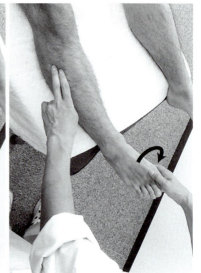

図5.2－23.2　　　　　　　　図5.2－23.3　　　　　　　　図5.2－23.4

触察

- **前脛骨筋**　図5.2－23.2参照

　脛骨前外側の上方で筋腹が触れられる。術者は足背に抵抗をかけて、患者に足関節の背屈運動を行わせると筋腹がより明確になる。

- **長指伸筋**　図5.2－23.3参照

　前脛骨筋の外側で、腓骨寄りの方で触れられる。術者は足の四指背側に抵抗をかけて、患者に四指の背屈運動を行わせながら触れると、筋腹を触知できる。

- **長母指伸筋**　図5.2－23.4参照

　他の2つの筋に覆われるため脱力した状態では触りにくい。術者は母指背側に抵抗をかけて、患者に母指の背屈運動を行わせる。その際、下腿中央の高さで触れると筋の緊張を触知できる。

刺入点　図5.2－23.5，図5.2－23.6参照

- **前脛骨筋**

　下腿外側で筋腹を確認した後、皮膚面に直角に刺入する。

- **長指伸筋**

　前脛骨筋よりも外側、腓骨の内側で抵抗運動によって位置を確認し、脱力させてから皮膚面に直角に刺入する。

- **長母指伸筋**

　これら3つの筋の中ではもっとも刺入するのが難しい。下腿外側中央の高さ

で、抵抗運動によって位置をよく確認し、脱力させてから皮膚面に直角に刺入する。

> 確認法

●前脛骨筋

第1中足骨底部（背側）を触り、その部で攣縮していること。また、足関節背屈・内反運動がみられること（徒手で足関節を軽く底屈・外反しさせると、背屈・内反し方向に抵抗を感じる）。

【鑑別】徒手により母指を軽く底屈させ背屈方向に抵抗を感じたときは長母指伸筋が、第2-5指を軽く底屈させ背屈方向に抵抗を感じたときは長指伸筋が攣縮している。

●長指伸筋

第2-5指の長指伸筋腱部を触り、その部が攣縮していること。第2-5指の背屈がみられること（徒手で第2-5指を軽く底屈させると背屈方向に抵抗を感じる）。

【鑑別】第1中足骨底部（足背部）を触り、前脛骨筋が攣縮していないこと。また、徒手により母指を軽く底屈させ背屈方向に抵抗を感じたときは長母指伸筋が攣縮している。

●長母指伸筋

母指の末節骨底部を触り、その部で攣縮していること。また、母指背屈運動がみられること（徒手で母指を軽く底屈させると背屈方向に抵抗を感じる）。

【鑑別】徒手により第2-5指を軽く底屈させ背屈方向に抵抗を感じたときは長指伸筋が攣縮している。

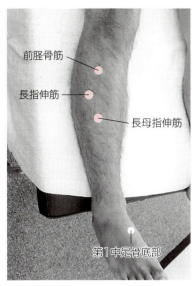

図5.2-23.5

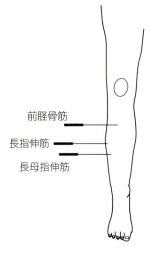

図5.2-23.6

前編

24 長腓骨筋・短腓骨筋
Peroneus longus, Peroneus brevis m.

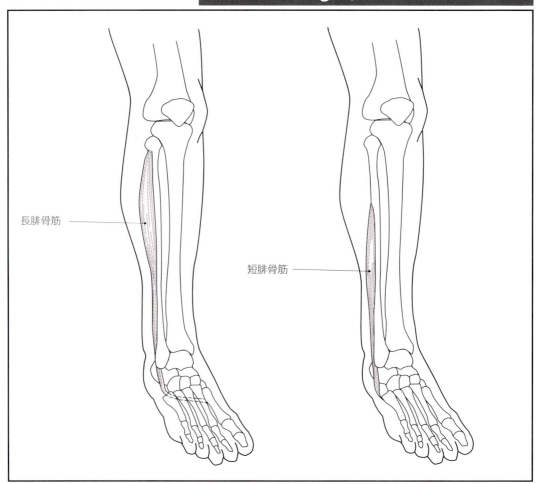

図5.2-24.1

適 応　足関節捻挫の慢性期や腰部神経根症において痛みを訴える部位であり、たびたび治療対象になる。

解 剖

●**長腓骨筋**　図5.2-24.1左参照

　腓骨頭および腓骨体外側面の近位側、一部は筋膜と前下腿筋間中隔から起こり、短腓骨筋を覆って下方へ走り腱となって、短腓骨筋の後ろに出る。外果の後ろで上腓骨支帯の下を通り前方に向かい下腓骨筋支帯の下で踵骨外側面の長腓骨筋腱溝を通る。第5中足骨底の後ろを通って足底に出て、立方骨粗面の前

98

第5章 実　習

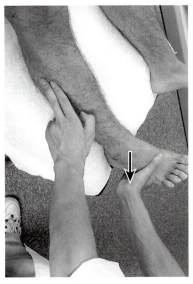
図5.2-24.2

の斜面を前内方に向かい、足底の内側部に達し、第1・第2中足骨底と内側楔状骨に付着する。

●**短腓骨筋**　図5.2-24.1右参照

　腓骨の外側面の遠位部1/3と前下腿筋間中隔から起こる。長腓骨筋に覆われており、長腓骨筋の前に移って腱となり、ともに上・下腓骨筋支帯の下を通る。第5中足骨粗面に付着する。

触　察　図5.2-24.2参照

　腓骨外側で、近位部では長腓骨筋、遠位部では短腓骨筋の筋腹を触れることができる。術者は足部の外側に抵抗をかけて、患者に足関節の外返し運動を行わせると触れやすくなる。神経根症の人では、筋腹が萎縮してすじ張った感じで、圧痛を伴って触れられる。

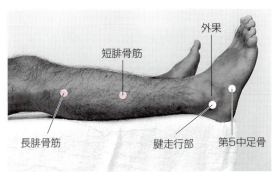
図5.2-24.3

刺入点　図5.2-24.3, 図5.2-24.4参照

　腓骨の外側で、腓骨に当てるように前額面方向に刺入する。長腓骨筋は近位部で、短腓骨筋は遠位部で筋腹を確認し刺入する。筋が萎縮している場合には、刺入深度が浅いために抜け落ちやすくなるので注意すること。

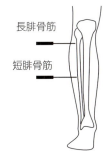
図5.2-24.4

確認法

●**長腓骨筋**

　腓骨頭部と第1中足骨底部（足底部）を触り、その部で攣縮していること。また、足関節底屈・外反し運動がみられること（徒手で足関節を軽く背屈・内反しさせると底屈・外反し方向に抵抗を感じる）。

●**短腓骨筋**

　第5中足骨粗面で攣縮していること。

【鑑別】腓骨頭で攣縮していないこと。第1中足骨底部（足底部）で攣縮していないこと。

前編

25 後脛骨筋・長指屈筋・長母指屈筋

Tibialis posterior, Flexor digitorum longus and Flexor hallucis longus m.

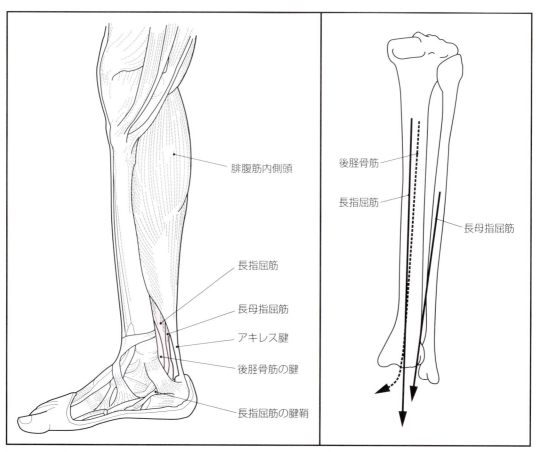

図5.2-25.1　　　　　　　　　　　図5.2-25.2

適応　腰部神経根症や下腿の筋疲労で治療対象となる。

解剖　図5.2-25.1, 図5.2-25.2参照

●後脛骨筋

脛骨の後面外側から起こる。腱は長指屈筋の腱の下を通ってその前方に出て、内果の後に接して屈筋支帯の下を通り前方に向かう。腱は足底で、足根骨および第2・第3中足骨に付着する。

●長指屈筋

主として脛骨後面から起こる。下方は後脛骨筋を斜めにまたぎ、骨や筋膜に

第5章　実　習

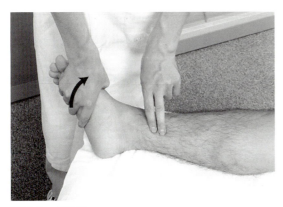

図5.2−25.3

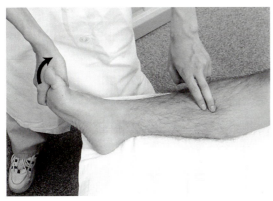

図5.2−25.4

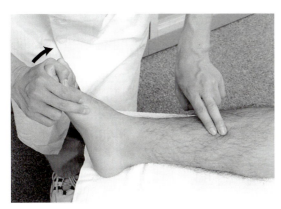

図5.2−25.5

付着する。腱は長母指屈筋の内側を下り、内果の後下部で屈筋支帯の下を通り足底に出る。付着腱は短指屈筋の腱裂孔を貫き末節骨底に付着する。

●長母指屈筋

　腓骨体後面と後下腿筋間中隔の下半から起こり、長指屈筋の外側に沿って下り、その腱は距骨の後と踵骨の載距突起の下で屈筋支帯に覆われる。足底に出て母指の末節骨底に付着する。

触　察　これら3筋は、下腿後面ではほとんど下腿三頭筋に覆われていて直接触れるのは難しいので、それぞれ抵抗をかけて確認する。

●後脛骨筋　図5.2−25.3参照

　術者は脛骨とアキレス腱の間に圧をかけて触れながら、片方の手で足底に抵抗をかけ、患者に足関節の底屈運動を行わせると、脛骨とアキレス腱の間で触れられる。

●長指屈筋　図5.2−25.4参照

　脛骨後面の最内側にあり、抵抗をかけると上の方で触れることができる。術者は片方の指を脛骨後面に差し込むように圧をかけて触れながら、一方の手で四指の足底面に抵抗をかける。患者に四指の屈曲運動を行わせると、脛骨後面で緊張した筋腹を触れられる。

●長母指屈筋　図5.2−25.5参照

　3筋中、もっとも触れにくい筋である。腓腹筋のアキレス腱移行部の高さで、脛骨後面に術者の指を差し込むように圧をかけて触れ、一方で母指足底面に抵抗をかけ、患者に母指の屈曲運動を行わせる。深部でわずかに本筋の緊張を間接的に触れられる。

前編

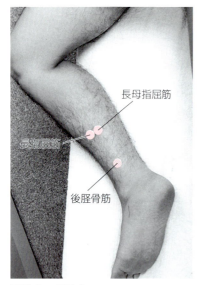

図5.2−25.6

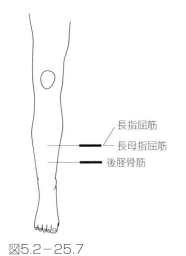

図5.2−25.7

> **刺入点**　図5.2−25.6，図5.2−25.7参照

● 後脛骨筋

遠位部で脛骨のすぐ後ろに現れるので、ここで前額面方向に刺入する。

● 長指屈筋

筋腹は、脛骨後面内側に位置している。脛骨後面近位部で、ヒラメ筋を避けながら前額面方向に刺入する。

● 長母指屈筋

前述のように位置が特定しにくいが、長指屈筋に準じて刺入し、長指屈筋を鍼先が越えるように刺入する。

> **確認法**

● 後脛骨筋

足関節底屈・内反し運動がみられること（徒手で足関節を軽く背屈・外反しさせると、底屈・内反方向に抵抗を感じる）。

【鑑別】徒手により母指を軽く背屈させ底屈方向に抵抗を感じたときは長母指屈筋が、第2−5指を軽く背屈させ底屈方向に抵抗を感じたときは長指屈筋が攣縮している。

● 長指屈筋

第2−5指の長指屈筋腱部（足底部）を触り、その部で攣縮していること。また、第2−5指底屈運動がみられること（徒手で第2−5指を軽く背屈させると底屈方向に抵抗を感じる）。

【鑑別】徒手により母指を軽く背屈させ底屈方向に抵抗を感じたときは長母指屈筋が、足関節を軽く外反しさせ内反し方向に抵抗を感じたときは後脛骨筋が攣縮している。

● 長母指屈筋

母指の末節骨底部を触り、その部で攣縮していること。また、母指底屈運動がみられること（徒手で母指を軽く背屈させると底屈方向に抵抗を感じる）。

【鑑別】徒手により第2−5指を軽く背屈させ底屈方向に抵抗を感じたときは長指屈筋が、足関節を軽く外反しさせ内反し方向に抵抗を感じたときは後脛骨筋が攣縮している。

第5章 実 習

26 肩甲背神経　　Dorsal scapular n.

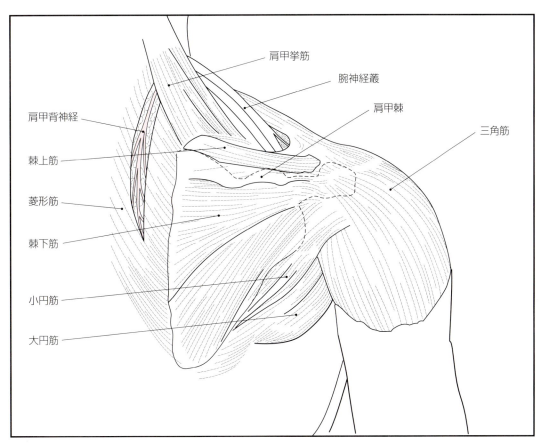

図5.2-26.1

適　応　頚部神経根症による背部の痛みや頑固な肩背部のこりにおいて治療対象になる。

解　剖　図5.2-26.1参照

腕神経叢から出て、鎖骨上部で中斜角筋を貫き、後斜角筋と肩甲挙筋との間を下って、菱形筋および肩甲挙筋を支配する。

触　察　図5.2-26.2参照

肩甲背神経の探し方を示してある。肩甲骨内上角の肩甲挙筋付着部を確認する。その内側に神経が走行しているが、深部にあるので触れることはできない。

頚部神経根症の患者で肩上部・背部痛がある場合、肩甲背神経が支配している肩甲挙筋と菱形筋に過緊張と圧痛が出現しやすい。

前編

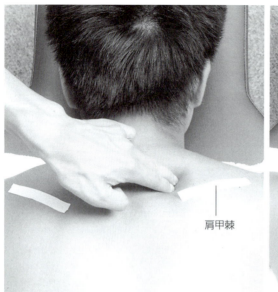

図5.2-26.2　　　　　　　　　図5.2-26.3

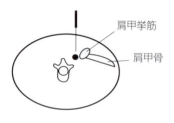

図5.2-26.4

刺入点　図5.2-26.3，図5.2-26.4参照

　肩甲挙筋付着部を確認後、その内側で矢状方向に刺入する。

注　意　肩甲挙筋の刺入時と同様に、鍼先が誤って頸椎横突起あるいは肋骨を越えると気胸を発症する恐れがある。小柄でやせ型の患者の場合は十分に注意し、鍼先が頸椎横突起、肋骨、肩甲骨を越えないように刺入する。

確認法　肩甲骨内縁と下位頸椎から上位胸椎棘突起部を触り、菱形筋が攣縮していること。また、肩甲骨内上角部を触り肩甲挙筋が攣縮していること。

27 橈骨神経　Radial n.

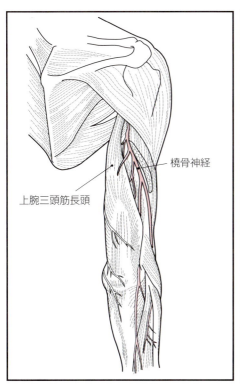

図5.2-27.1

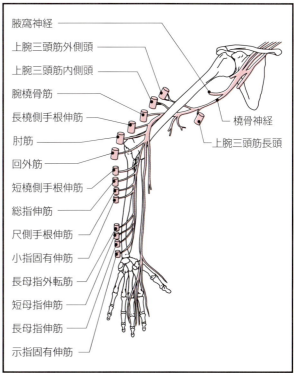

図5.2-27.2

適応　頚部神経根症による放散痛、橈骨神経痛において治療対象となる。

解剖　図5.2-27.1参照

腕神経叢の後束から起こり、上腕骨の背側に出る。橈骨神経溝を通って上腕三頭筋の外側頭と内側頭の間を通り、外側筋間中隔を貫き、腕橈骨筋と上腕骨との間を通って肘関節の外側に達し、浅枝と深枝に分かれる。

図5.2-27.2参照

橈骨神経は、上腕および前腕後側の筋を支配している。

前編

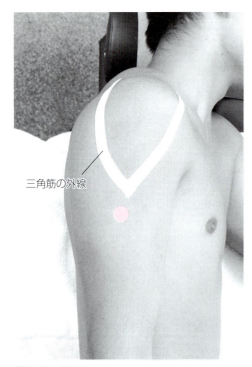

三角筋の外線

図5.2-27.3

触察 橈骨神経は上腕の背側で、三角筋付着部（白テープ）の後側で、橈骨神経溝（圧すると痛む部位）で触れることができる。

橈骨神経領域に痛みが出現する場合、橈骨神経が支配している上腕および前腕後側に圧痛と筋の過緊張が観察できる。

刺入点 図5.2-27.3,図5.2-27.4参照

上腕背側で、三角筋付着部の後方と上腕三頭筋長頭の間から上腕骨後面に沿って刺入する。

確認法 前腕後側を触り、橈骨神経支配筋群が攣縮していること。また、手関節背屈（徒手で手関節を軽く掌屈させると背屈方向に抵抗を感じる）、手指の伸展（徒手で手指を軽く屈曲させると伸展方向に抵抗を感じる）運動がみられること。

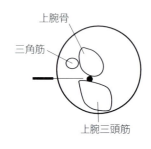

上腕骨
三角筋
上腕三頭筋

図5.2-27.4

28 尺骨神経・正中神経　　Ulnar, Median n.

尺骨神経★★　　正中神経★★

適応　頚部神経根症、尺骨神経または正中神経それぞれの絞扼性障害で治療対象となる。

解剖　図5.2−28.1参照

●尺骨神経

　腕神経叢から出て、内側二頭筋溝を通って内側上腕筋間中隔の背側に出る。下行して上腕骨内側上顆の後方の尺骨神経溝、そして尺側手根屈筋の両頭間を通って前腕屈側に出て下外方に走る。手関節外側を経て手掌に出た後、知覚を司る浅枝と運動を支配する深枝とに分かれる。

●正中神経

　腕神経叢から出た外側根と内側根とが合して始まり、上腕動静脈に伴って内側二頭筋溝を下って肘関節の高さに達した後、円回内筋の二頭間および浅指屈筋腱弓の下を通って前腕に達する。深指屈筋および長母指屈筋に向かい、橈側手根屈筋腱と長掌筋腱との間を通って手掌に至り、掌枝と総掌側指神経に分かれる。図5.2−28.2、図5.2−28.3参照

　尺骨神経は尺側手根屈筋と深指屈筋の尺側半を支配し、正中神経は尺側手根屈筋を除く前腕屈筋群を支配している。

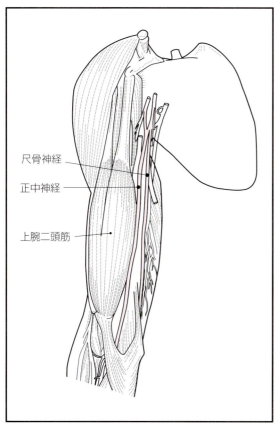

図5.2−28.1

前編

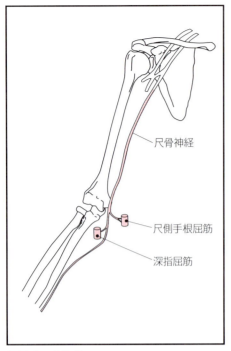

図5.2-28.2

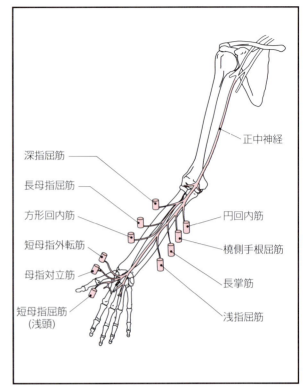

図5.2-28.3

触　察　　上腕内側面で、上腕二頭筋短頭と上腕三頭筋長頭(内側二頭筋溝)を確認する。
絞扼性障害や頚部神経根症の患者の場合、尺骨神経の場合は前腕尺側に、正中神経の場合は前腕前面に圧痛と筋の過緊張が観察できる。

刺入点　　図5.2-28.4, 図5.2-28.5参照
尺骨神経と正中神経は、内側二頭筋溝に前額方向に刺入する。正中神経はやや上腕二頭筋よりに刺入する。

第5章 実　習

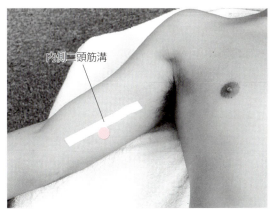

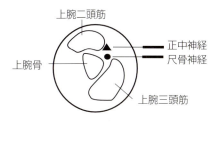

図5.2-28.4

図5.2-28.5

> **確認法**

●尺骨神経

　豆状骨部・手部を触り、尺骨神経支配筋群が攣縮していること。また、手関節尺屈（徒手で手関節を軽く橈屈させると尺屈方向に抵抗を感じる）、第4・5指の屈曲（徒手で第4・5指を軽く伸展させると屈曲方向に抵抗を感じる）、母指の内転（徒手で母指を軽く外転させると内転方向に抵抗を感じる）運動がみられること。

●正中神経

　前腕前面を触り、正中神経支配筋群が攣縮していること。また、前腕回内（徒手で前腕を軽く回外させると回内方向に抵抗を感じる）、手関節掌屈（徒手で手関節を軽く背屈させると掌屈方向に抵抗を感じる）、第1～3指の屈曲（徒手で第1～3指を軽く伸展させると屈曲方向に抵抗を感じる）運動がみられること。

前編

29 坐骨神経　　　Sciatic n.

★★

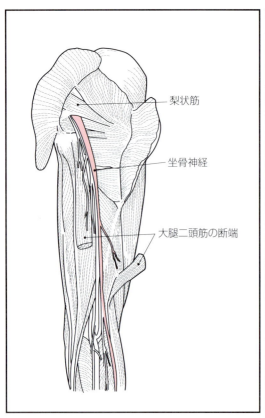

図5.2-29.1

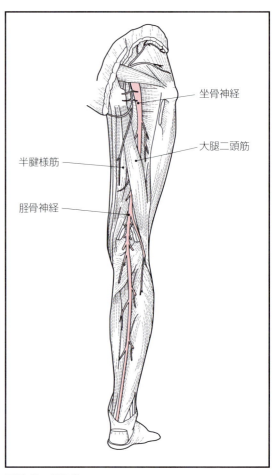

図5.2-29.2

適応　腰部神経根症および坐骨神経痛において治療対象になる。

解剖　図5.2-29.1, 図5.2-29.2参照

　　仙骨神経叢を作る神経線維の大部分からなり、梨状筋の下を通って骨盤腔から出た後、坐骨結節と大転子との間の内側１／３で、内閉鎖筋、大腿方形筋、大内転筋の背側で大腿二頭筋の前を交叉しながら下る。大腿屈筋群に枝を与えた後、膝窩の上角で２枝に分かれる。しかし、この神経の分岐は膝窩より上か、時には骨盤を出る前に起こることがある。

●破格：坐骨神経の走行には破格がみられることがあり、一部が梨状筋を貫いたり、梨状筋の表面を走行する場合がある。

110

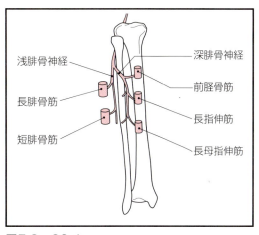

図5.2-29.4

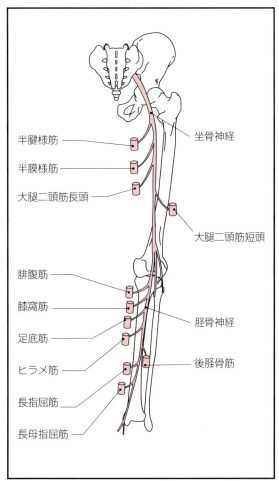

図5.2-29.3

図5.2-29.3、図5.2-29.4参照

坐骨神経は、大腿屈筋群を支配し、分枝の1つである脛骨神経は下腿屈筋群を支配している。もう一方の分枝である総腓骨神経は下腿伸筋群を支配している。

触察 図5.2-29.5参照

大殿筋のほぼ中央で、棘‐結節線（上後腸骨棘と坐骨結節を結んだ線）の中点の位置を術者の指で圧し、梨状筋下孔の位置を確認する。

図5.2-29.6参照

坐骨結節のやや外側で、結節‐大転子線（坐骨結節と大転子を結んだ線）の内側1／3から大腿二頭筋（白テープ）起始部の外側にかけて触って、坐骨神経の走行を確認する。

患者が日常的に感じている痛みの部位やラセーグテスト（第6章 理学的検査p.154参照）を行った際に誘発される痛みが神経の走行に沿っているのか、支配筋に一致しているのか触診で確認する。腰椎椎間板ヘルニアの急性期では、ラセーグ徴候が陽性になる（下肢挙上の制限）と同時に坐骨神経に沿った痛みが誘発されるが、高齢者の慢性化した坐骨神経痛では、むしろ筋の走行に一致した痛みがみられる。

前編

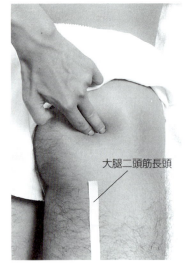
図5.2-29.5

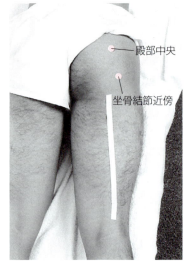
図5.2-29.6

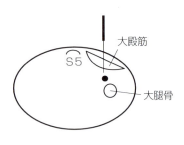
図5.2-29.7

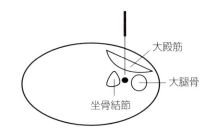
図5.2-29.8

刺入点　図5.2-29.6参照

坐骨神経への通電は、殿部中央と坐骨結節近傍の2カ所で可能である。

● **殿部中央**　図5.2-29.7参照

梨状筋下孔から骨盤腔外へ出たところに刺入する。梨状筋の起始部が、第2-4仙骨孔なので、第4仙骨孔よりやや下方の高さで、棘-結節線の中点の位置に、2寸（60mm）以上の長さの鍼を矢状方向に刺入する。

● **坐骨結節近傍**　図5.2-29.8参照

坐骨神経が大腿部に達する所に刺入する。坐骨結節（大腿二頭筋起始部：白テープの上端）を確認し、そのやや外側（結節-大転子線の内側1/3）で2寸（60mm）以上の鍼で矢状方向に刺入する。

確認法　大腿二頭筋、半腱・半膜様筋の起始・停止部、アキレス腱部、足背部の前脛骨筋腱部を触り、そのいずれかが攣縮していること。

30 閉鎖神経・大腿神経　Obturator, Femoral n.

閉鎖神経・大腿神経★★

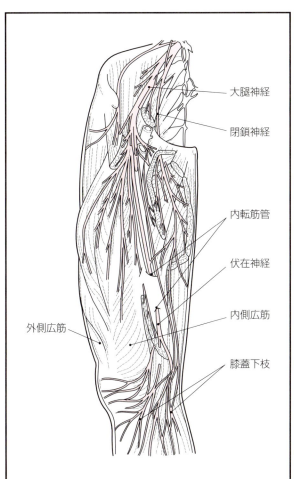

図5.2-30.1

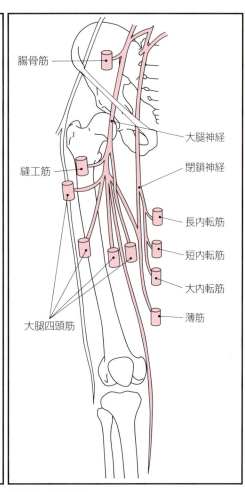

図5.2-30.2

適応　腰部神経根症、変形性股関節症による大腿部と膝への放散痛に対して治療対象になる。

解剖　図5.2-30.1参照

●閉鎖神経

　大腰筋の内側縁を通り、閉鎖動脈とともに小骨盤壁に沿って走り、閉鎖管を通った後、大腿内転筋群および大腿内側面の皮膚に分布して、その下端は膝関節に至る。前枝と後枝があり、前枝は長・短内転筋の間を下り、この両筋と薄筋に枝を与え、また皮枝として大腿内側部の皮膚に分布する。後枝は外閉鎖筋

前編

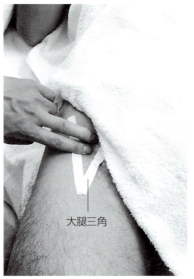

図5.2-30.3

を貫き、大および短内転筋を支配する。

●大腿神経

　腰神経叢から出て、腰筋と恥骨筋との間を通って腸腰筋の前で鼡径靱帯下の筋裂孔を通る。大腿動脈の外側に沿って恥骨窩に出る。骨盤腔内で腰筋、腸腰筋、恥骨筋に分枝するほか、これを出て、筋枝、前皮枝、伏在神経に分かれる。図5.2-30.2参照

　大腿神経は大腿四頭筋と縫工筋を支配し、閉鎖神経は内転筋群を支配している。

触察　図5.2-30.3参照

　白テープは大腿三角（scarpa三角）を示してある。大腿三角は上方は鼡径靱帯、内側は長内転筋、外側は縫工筋で囲まれたくぼみで、この中を大腿動静脈、リンパ管、大腿神経の枝が通っている。閉鎖神経に刺入するためには長内転筋を確認しておく。

　腰部神経根症によって大腿前面に痛みが出現している患者の場合、大腿神経伸展テスト（Ely test）（第6章　理学的検査　p.156を参照）を行うと神経に沿った痛みが誘発されることがある。

　大腿内側への放散痛や股関節を運動させた場合に痛みが増悪する場合、閉鎖神経との関連が疑われ、大内転筋など内転筋群の過緊張が観察される。

第5章　実　習

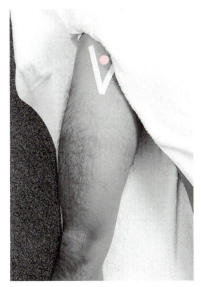

図5.2−30.4

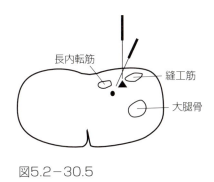

図5.2−30.5

刺入点　図5.2−30.4参照

　　大腿三角が刺入点になるが、強く押さえすぎると不快な痛みが生じるので注意して刺入位置を決定する。

　図5.2−30.5参照

●閉鎖神経

　　大腿三角から内方へ傾けて斜刺で刺入する。

●大腿神経

　　大腿三角で矢状方向に刺入する。

確認法

●閉鎖神経

　　内転筋群が攣縮していること（大腿骨内側上顆部を触り、大内転筋が攣縮していることを確認）。

●大腿神経

　　膝蓋靱帯部と鵞足部を触り、大腿四頭筋・縫工筋が攣縮していること。

115

前編

31 伏在神経　　　　Saphenous n.

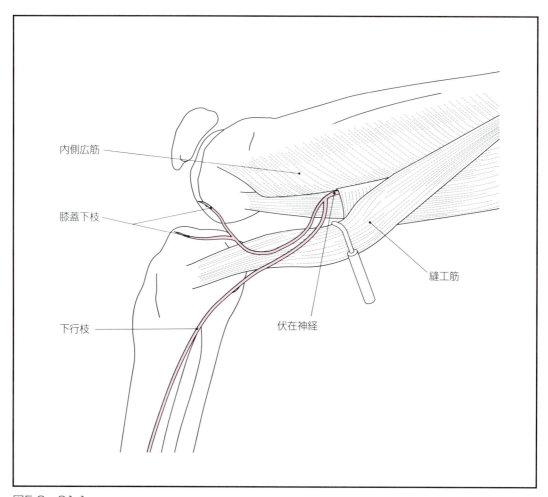

図5.2-31.1

適応　膝内側の痛みや伏在神経の絞扼性障害で治療対象になる。

解剖　図5.2-31.1参照

　　大腿動脈に伴って内転筋管を貫いて皮下に出て、縫工筋腱に沿って大伏在静脈に伴って下り、膝関節下内側の皮膚に膝蓋下枝を与えた後、下腿内側から足背内側縁の皮膚に内側下腿皮枝を与える。

　　縫工筋は脛骨粗面の内側に付着し、鵞足（縫工筋、薄筋、半腱様筋が筋膜と癒合したもの）の最前面に位置している。

第5章　実　習

触　察　伏在神経に刺入するには縫工筋を確認する。確認方法は、脛骨粗面の内側部を片方の手で触りながら、他方の手を膝外側に当て、内側方向に抵抗をかけて、患者に股関節の外旋運動を行わせる。

　伏在神経は縫工筋によって絞扼性障害を受けることがあり、縫工筋に圧痛と過緊張がみられるとともに膝関節の内側から下腿内側にかけて知覚鈍麻が観察される。

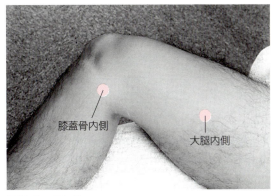

図5.2-31.2

刺入点　図5.2-31.2参照

　大腿内側で刺激する方法と膝蓋内側部で刺激する方法とがある。

●**大腿内側**　図5.2-31.3参照

　縫工筋を確認し、その外側で筋の裏側に向けて刺入する。

●**膝蓋骨内側**　図5.2-31.4参照

　膝蓋骨内側で、縫工筋の外側で筋に向けて斜刺で刺入する。

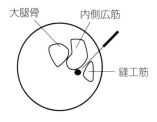

図5.2-31.3

確認法

　伏在神経は運動神経を含んでいないので、通電しても筋の攣縮では確認できない。通電した際に膝関節内側面・下腿内側へ刺激感が放散することを患者に尋ねて確認する。

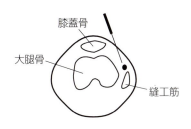

図5.2-31.4

前編

32 脛骨神経　　　　　　　　　　　　Tibial n.

適応
腰部神経根症の放散痛、坐骨神経痛に対して治療対象になる。

解剖　図5.2-32.1参照
膝窩中央で、膝窩動・静脈の後側に沿って下り、ヒラメ筋腱弓の前を通って下腿に至り、この筋と深層屈筋との間を内果に向かって走り、その後側で内側および外側足底神経に分かれる。

図5.2-32.2参照
膝蓋靱帯の高さの横断面では、脛骨神経は膝窩筋後方に位置し、脛骨神経の後方には足底筋、腓腹筋がある。

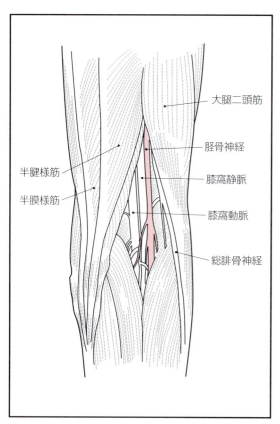

図5.2-32.1

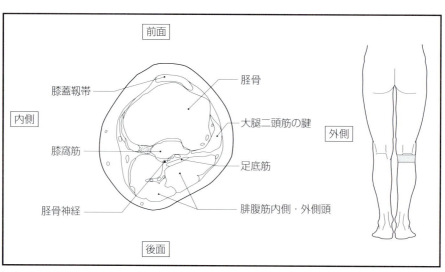

図5.2-32.2

第5章 実　習

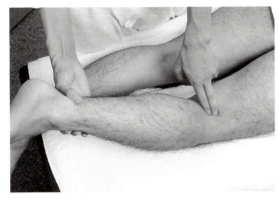

図5.2−32.3

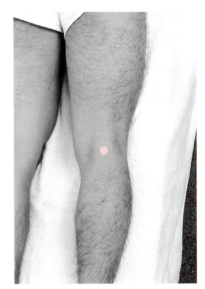

図5.2−32.4

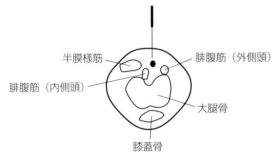

図5.2−32.5

触　察　　図5.2−32.3参照

　　脛骨神経に刺入するには、膝窩中央部を確認しておく。膝窩中央部は、腹臥位で膝を軽く屈曲させた時にできる横紋の中央を目安にする。

　　坐骨神経痛や膝関節症では、脛骨神経が支配している下腿屈筋群（図5.2−29.3参照）、特に腓腹筋の過緊張が観察される。

刺入点　　図5.2−32.4、図5.2−32.5参照

　　膝窩中央部に矢状方向に刺入する。

確認法　　アキレス腱部を触り、その部で攣縮していること。また、足関節底屈運動がみられること（徒手で足関節を軽く背屈させると底屈方向に抵抗を感じる）。

前編

33 肩関節 Shoulder j.

★★★

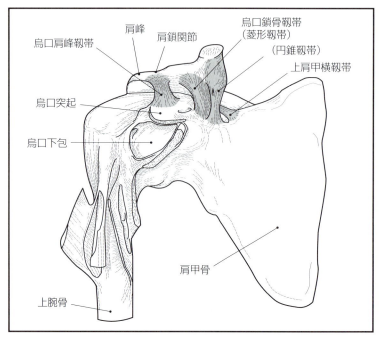

図5.3−33.1

適応 肩関節周囲炎（五十肩）、肩の靱帯損傷の痛みに対して治療対象となる。

解剖 図5.3−33.1参照

肩関節は、上腕骨と肩甲骨関節窩からなる球関節である。関節包や靱帯による固定がゆるく、非常に広い運動範囲を有している。

肩鎖関節は肩峰関節面と鎖骨肩峰端とからなる平面関節である。関節包はゆるく、肩関節の運動に伴って肩甲骨が動くことを可能にしている。

●烏口鎖骨靱帯

肩甲骨の烏口突起と鎖骨下面の間に張る靱帯で両者を固定している。前外側部を菱形靱帯、後内側部を円錐靱帯という。

また、肩甲骨の各部間を連結する靱帯として下記のものがある。

●烏口肩峰靱帯

烏口突起の水平部から起こり、外上方に向かって肩峰の尖端で肩鎖関節の外側と下面に付着する。肩関節を上から被い、両者間には肩甲下筋と棘上筋、肩峰下包（肩峰下滑液包）がある。

●上肩甲横靱帯

肩甲切痕の上に張る靱帯で、骨化することがある。この靱帯の上を肩甲上動脈が、下を肩甲上神経が通る。

触察 臨床的には烏口鎖骨靱帯、烏口肩峰靱帯、棘上筋が問題になることが多いので、これらを中心に解説する。

第5章 実　習

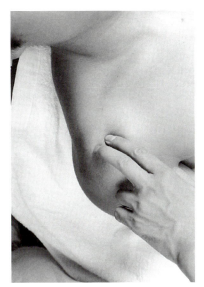

図5.3-33.2

図5.3-33.2参照

　烏口鎖骨靱帯は、術者の指で鎖骨を確認し外方へ触れていき、肩鎖関節および肩峰を確認する。肩鎖関節の直下に指をずらすと、烏口突起が触れられる。烏口突起と鎖骨との間に指を入れ圧をかけて横に動かすと硬いすじ状の物が触れられる。

　烏口肩峰靱帯は烏口突起外側から圧をかけて指を押し入れ、横に指を動かすと肩鎖関節外側に向かって外上方に走るすじ状の物として触れられる。

　烏口肩峰靱帯、肩峰および烏口突起は烏口肩峰アーチを形成し、その下を棘上筋、肩甲下筋、肩峰下滑液包が介在し、この部はインピンジメント（挟み込み）症候群の原因となる。肩関節周囲炎の患者では、烏口突起、上腕骨大結節部（棘上筋、棘下筋、小円筋の付着部）に圧痛がみられる。

　烏口突起には、このほかにも烏口上腕靱帯や烏口腕筋、上腕二頭筋短頭が起始し、ストレスがかかりやすく烏口突起炎を起こす。

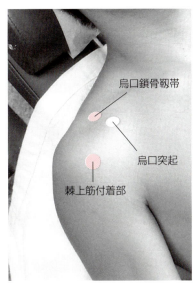

図5.3-33.3

（烏口鎖骨靱帯／烏口突起／棘上筋付着部）

刺入点　図5.3-33.3参照

　烏口鎖骨靱帯に刺入するには、烏口突起と鎖骨の間に斜刺で刺入する。

　棘上筋起始部は、棘上窩の外方から鍼先を烏口肩峰靱帯の方に向けて刺入する。また、上腕骨大結節部を触れると前から棘上筋、棘下筋、小円筋の付着部を触れることができる。これらの腱を確認しその腱に沿わせるように刺入する。

注　意　烏口突起、鎖骨下部に刺入する際には、絶対に直刺では深く刺入してはならない。肋骨を越えて鍼先が胸膜に達すれば気胸を起こす危険がある。必ず斜刺で行うこと。

前編

34 肘関節　Elbow j.

★

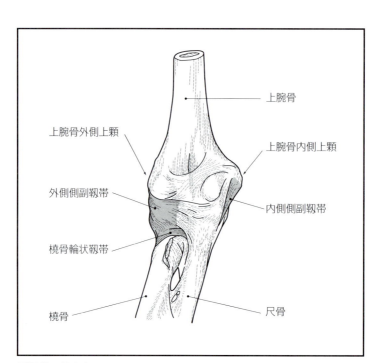

図5.3-34.1

適応　テニス肘、肘の捻挫で治療対象となる。

解剖　図5.3-34.1参照

上腕骨と尺骨（腕尺関節）、上腕骨と橈骨（腕橈関節）および橈骨と尺骨との間（上橈尺関節）からなる複関節で、共同の関節包に包まれる。

●内側側副靱帯

上腕骨内側上顆から起こり尺骨に付着する。

●外側側副靱帯

上腕骨外側上顆から起こり橈骨に付着する。

●橈骨輪状靱帯

橈骨の関節環状面を輪状に取り巻き、尺骨に付着する。

触察　図5.3-34.2参照

図には内側側副靱帯の触り方を示す。

上腕骨内側上顆を確認し、その直下で腕尺関節の裂隙を触れ、裂隙に沿って

第 5 章 実 習

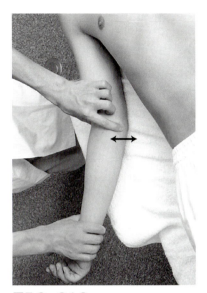
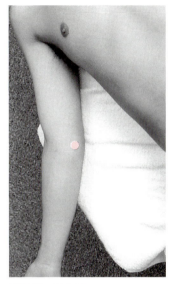

図5.3-34.2　　　　　　　　図5.3-34.3

指を当てて前後に指を動かすと内側側副靱帯を触れられる。外側側副靱帯も外側上顆を目安に腕橈関節の裂隙を触れ、裂隙に沿って指を前後に動かすと触れられる。

刺入点　図5.3-34.3参照

●内側側副靱帯

　上記の手順で腕尺関節の裂隙を確認しこれに沿って鍼を刺入し、靱帯に当たったらそこで止める。

●外側側副靱帯

　同様に腕橈関節の裂隙において刺入する。

前編

35 椎間関節　　Zygapophysial j. (Facet j.)

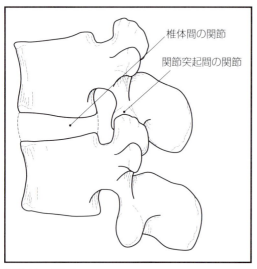

図5.3-35.1

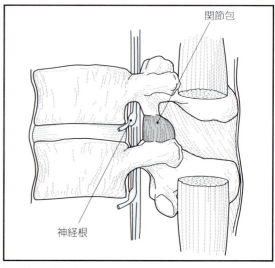

図5.3-35.2

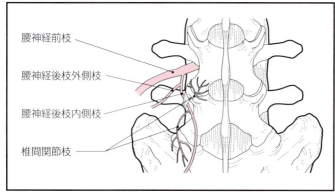

図5.3-35.3

適応　腰痛、特に分離症などの椎間関節性のもので治療対象となる。

解剖　図5.3-35.1参照
　椎骨の上関節突起とすぐ上の下関節突起の間で形成される平面関節である。関節面は、腰椎では矢状位をとり、下位になるほど面積が広い。

図5.3-35.2参照
　椎間関節の関節包は薄いが、強く関節を補強している。関節包は、上・下関節突起を覆い、その前方は黄色靱帯に置き変えられる。後方は厚く、多裂筋の深部線維によって補強されている。

図5.3-35.3参照
　椎間関節には、腰神経後枝内側枝および後枝の分枝が分布する。これらの神経は有髄、無髄、自由神経終末からなり、固有知覚や痛覚を伝えると考えられる。

第5章 実 習

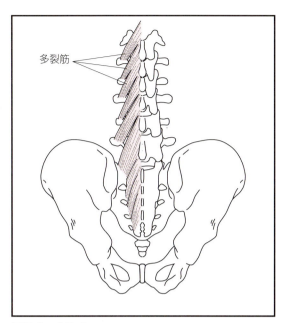

図5.3-35.4

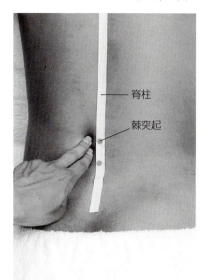

図5.3-35.5

図5.3-35.4参照

　多裂筋は腰椎では乳様突起に起始し、2～4個の椎体を越えて棘突起に付着する。一部は乳様突起に接した椎間関節の関節包に付着し、関節包が関節腔内にはまり込むのを防いでいる。

触察　図5.3-35.5参照

　椎間関節の位置は、目標とする椎間関節の上下の腰椎棘突起を確認し、上下の棘突起の直側でおおよそ脊柱起立筋（最長筋）の内側にある。

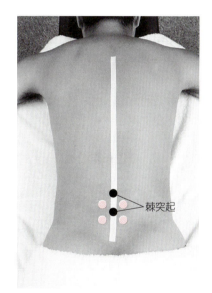

図5.3-35.6

刺入点　図5.3-35.6参照

　　上記の方法で位置を決定したら鍼を矢状方向でやや外方に向けて刺入する。椎間関節近傍に鍼先が触れると、術者は鍼先に独特の粘り感を感じ、患者にはひびき感が生じる。

125

前編

36 仙腸関節　Sacroiliac j.

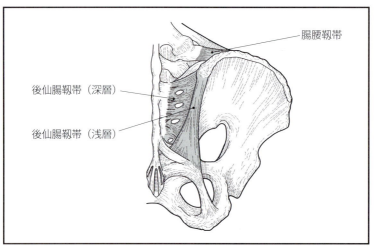

図5.3-36.1

適応　仙腸関節捻挫および変形性関節症に起因する痛みにおいて治療対象となる。

解剖　図5.3-36.1参照

仙骨の耳状面と腸骨の耳状面との間の関節である。関節包は固く、可動性は小さいが仙骨を中心に腸骨がおじぎをするような回転運動性を有する。捻挫や変形性関節症の際に痛みが出現しやすい靱帯について下記に述べる。

●後仙腸靱帯

仙骨と腸骨を連結する靱帯の一つで、仙骨粗面の後部および外側仙骨稜から腸骨の仙骨盤面の辺縁近くに達する帯状の線維束である。

●腸腰靱帯

腸骨と腰椎を連結するもので、L4／5の肋骨突起から出て外方に向かい腸骨稜の内唇の後ろに付着する。

第5章 実　習

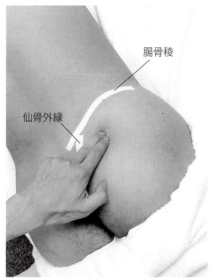
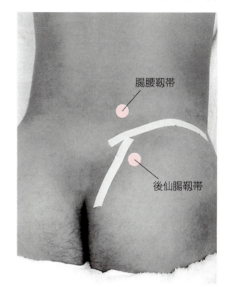

図5.3-36.2　　　　　　　　図5.3-36.3

触　察　図5.3-36.2参照

　　後仙腸靱帯浅層の触れ方を示してある。仙骨外縁（外側仙骨稜）を触れ、強めに圧をかけて指を仙骨外側縁に対して垂直に動かすと線維束を触れる。やせ型の人や殿筋に萎縮がある人で触れやすい。

刺入点　図5.3-36.3参照

●後仙腸靱帯

　　上記の方法で位置を確認し、長めの鍼2寸（60 mm）以上で内方に向けて刺入する。

●腸腰靱帯

　　かなりやせた人でないと触診での確認は難しいが、L5横突起と腸骨稜の間に矢状方向で刺入する。

前編

37 股関節　Hip j.

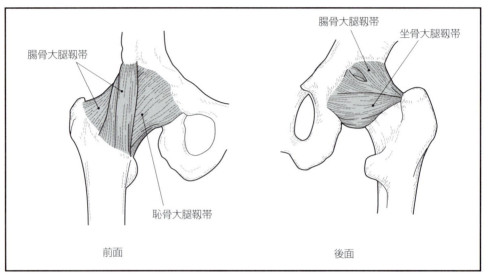

図5.3-37.1

適応　変形性股関節症やその他の股関節炎に由来する痛みに対して治療対象となる。

解剖　図5.3-37.1参照

寛骨臼と大腿骨頭との間で形成される臼状関節である。関節包は臼蓋縁から起こり、前面では転子間線に、後面では大腿骨頚部に付着する。関節包は以下の靱帯によって補強されている。

●腸骨大腿靱帯

　股関節前面で、下前腸骨棘から起こり、三角形に広がって転子間線に付着する。

●恥骨大腿靱帯

　恥骨および寛骨臼縁の恥骨部から起こり、外下方に走り関節包の前下面を補強している。

●坐骨大腿靱帯

　臼蓋後下面の坐骨より起こり、大腿骨頭の後部を外側および上部に走り、関節包の後面を補強する。

第5章 実　習

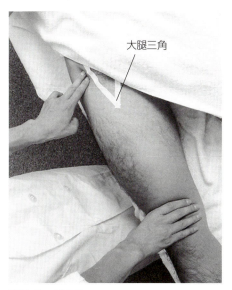
図5.3-37.2

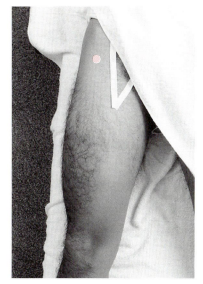
図5.3-37.3

大腿三角

触　察　図5.3-37.2参照

　変形性股関節症の鼡径部痛に対し股関節前面の靱帯へのアプローチが必要となる。しかし、直接触れることができないので、以下のようにして位置を決定する。

　術者の片方の手を大転子の高さで大腿三角（scarpa三角）（白テープ）の外側、鼡径靱帯下方に置き、もう一方の手で患者の膝のあたりを握って股関節を内・外旋させる。そうすると先に触れた方の手に大腿骨頭の動きが触れる。股関節前面の靱帯はおよそこの位置の深部になる。両靱帯の区別は難しい。

刺入点　図5.3-37.3参照

●**股関節前面の靱帯（腸骨大腿靱帯・恥骨大腿靱帯）**

　上記の方法で大腿骨頭の位置を確認し、矢状方向に刺入する。

前編

38 膝関節　　Knee j.

★★

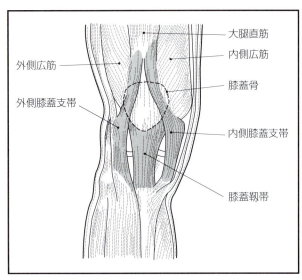

図5.3-38.1

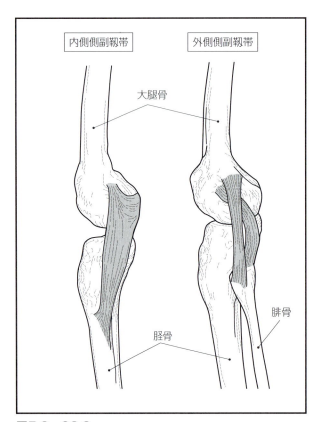

図5.3-38.2

適応　変形性膝関節症、軽度の外傷による痛みに対して治療対象となる。

解剖　図5.3-38.1参照

●脛骨大腿関節

　大腿骨下端の内側顆および外側顆と脛骨上端の内側顆および外側顆の間にできる蝶番関節である。

●膝蓋大腿関節

　膝蓋骨後面と大腿骨の膝蓋面からなる鞍関節である。

　関節包はこれら2つの関節を被い、中に関節腔を形成する。関節包には、これを外から補強するため以下のような靭帯がある。

●膝蓋靭帯

　大腿四頭筋の腱で、一部は膝蓋骨の下部から起こり、脛骨粗面に付着する強靭な靭帯である。

●内側膝蓋支帯・外側膝蓋支帯

　膝蓋骨および膝蓋靭帯の両側にあり、内・外側広筋から続く腱膜とその表面を被う大腿広筋膜とが合して膜状に広がり縦走線維束を形成する。

図5.3-38.2参照

●内側側副靭帯

　大腿骨内側上顆から起こり、脛骨内側顆と内側半月板に付着する。

第5章 実　習

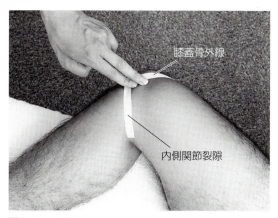

図5.3-38.3

●外側側副靱帯

　大腿骨外側上顆から起こる円柱形の線維束で腓骨頭に付着する。

触　察　図5.3-38.3参照

●内側膝蓋支帯

　術者の指を膝蓋骨の下方内側と大腿骨内側顆の間に置き、横に指を動かすと硬くて細いすじ状の物を触れる。下に辿っていくと、膝蓋靱帯の内側を脛骨内側顆の方へ向かって走行していることがわかる。

●外側膝蓋支帯

　膝蓋骨外側で同様に行う。

　膝蓋支帯は、触れ方に個人差が大きく、少し高めのいすに腰掛けさせて下腿を垂らすと緊張した膝蓋支帯を触れることができる。

　鍼灸でよく用いられる内膝眼、外膝眼はこの膝蓋支帯が走行する辺りにあり、膝痛の患者ではこの支帯を指で圧すると非常に痛む。

●内側側副靱帯

　裂隙を確認しこれをまたぐ靱帯を触る。関節包に付着しているので触れ難いが、よく触るとわずかな盛り上がりがわかる。

●外側側副靱帯

　腓骨頭をまず触り、その直上から大腿骨外側顆に向かう索状物を容易に確認できる。

前編

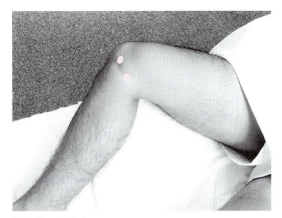

図5.3-38.4

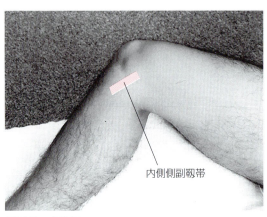

内側側副靱帯

図5.3-38.5

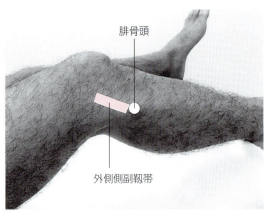

腓骨頭

外側側副靱帯

図5.3-38.6

刺入点 図5.3-38.4参照

●内・外側膝蓋支帯

　上記の方法で位置を確認し、膝蓋靱帯の内側および外側でそれぞれ矢状方向に刺入する。

●関節裂隙

　大腿脛骨関節を確認し、裂隙に沿って斜刺で刺入する。

図5.3-38.5参照

●内側側副靱帯

　実際の治療で刺入する場合には、大腿骨あるいは脛骨側の付着部に斜刺で刺入する。

図5.3-38.6参照

●外側側副靱帯

　大腿骨側の付着部に斜刺で刺入する。

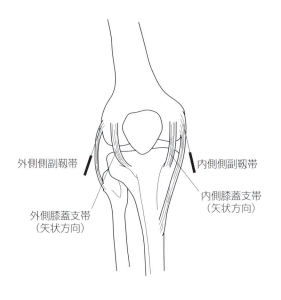

外側側副靱帯
内側側副靱帯
内側膝蓋支帯（矢状方向）
外側膝蓋支帯（矢状方向）

図5.3-38.7

39 足関節　Foot j.

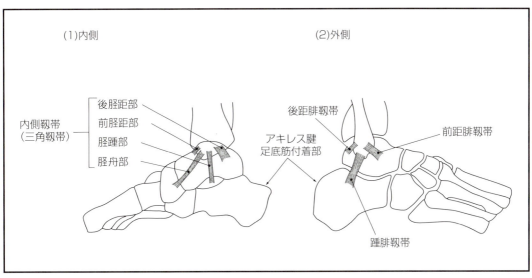

図5.3-39.1

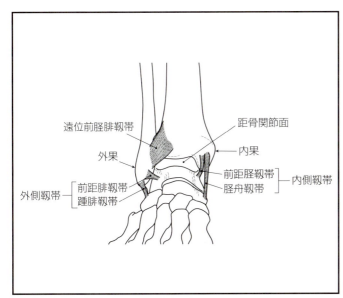

図5.3-39.2

適　応　　足関節捻挫、変形性足（距腿）関節症の痛みに対して治療対象となる。

解　剖　　図5.3-39.1, 図5.3-39.2参照

　　　　　　足関節（距腿関節）は脛骨の下関節面と内果関節面および腓骨の外果関節面で形成される関節窩と距骨の滑車でできる蝶番関節である。

前　編

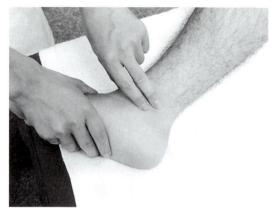

図5.3-39.3

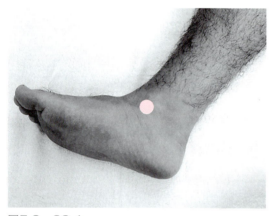

図5.3-39.4

●内側靱帯（三角靱帯）

　内果から起こり下方に向かい三角形に分散し、前から前脛距部、脛舟部、脛踵部、後脛距部に分かれる。

●外側靱帯

　外果から起こり、前距腓靱帯、後距腓靱帯、踵腓靱帯に分かれる。

　触　察　　図5.3-39.3参照

●三角靱帯

　術者の手で足関節を外反しながら内果の下方を触れるとすじ状の線維束が別々に触知できる。

●外側靱帯

　足関節を内返ししながら外果の下方で触れられる。

　刺入点　　図5.3-39.4参照

　上記の方法で靱帯の線維束を確認し、付着部付近に斜刺で刺入する。実際の臨床では別々に刺入することは難しいため、圧痛と腫脹を目安に付着部に刺入する。

後　　編

前編で身につけた知識と技術を実際にどのように臨床で
用いるかを、診察から治療に至るまで解説しました。
卒後研修として、開業や就職の準備に、また臨床を実践
しながら使っていただけると効果的です。

第6章 理学的検査

　理学的検査には大変多くの種類があるため、どの検査が鍼治療にとって有用であるかわかりにくい面があります。第7章の疾患各論では主に中高年層にみられる運動器疾患を取り上げているので、本章ではこれらに関連した検査法を扱うことにしました。また、検査法の中には様々な書物や解説論文で取り扱われる間に内容が変化したものもあります。できるだけ正しい検査法を解説するために可能な限り原著に立ち戻って内容の再検討を行いました。

解説は以下の点に注意を払った。

臨床的意義

この検査を行うことで、どんな疾患との関係が明らかになるのかを記載した。

メカニズム

検査のほとんどは、普段患者が感じている症状を検査の手技によって誘発させるものである。その誘発のメカニズム（しくみ）をここで解説した。

検査手技

多くの場合、検査手技は複雑であるので、手順に従って箇条書きで記載した。文章での解説には限界があるので写真あるいは図版を用意した。

陽性の判断

どこにどのような症状が誘発されたら陽性（疾患との関連が考えられる可能性がある）と判断してよいのかを記載した。

治療との関係

以上の手順である程度の病態像が明らかになったはずなので、次にどのような考え方で治療方針を立てるかを解説した。

コメント

広く行われている検査の中には、原著とは一部あるいはまったく変わってしまったものも存在する。この点について補足説明を行った。

また、筆者の経験上気づいた点も付け加えた。

文　献

今回参考にした原著論文を挙げてある。

第6章　理学的検査

　なお、スポーツ傷害に関連した検査法については『スポーツ傷害のハリ療法』（医道の日本社刊）を参照していただきたい。

後　編

1. 頚　椎

❶ ジャクソン肩押し下げテスト
Jackson shoulder depression test

臨床的意義

頚椎症性神経根症で陽性になることが多い。

メカニズム　　図6.1−1.1

神経根に圧迫・炎症がある場合、肩を押し下げると神経根が牽引されることによって放散痛が生じる。

検査手技　　図6.1−1.2

(1) 術者は患者の後方に立ち、患者の頭部を健側に傾けさせ固定する。

(2) 術者はその反対側の肩を押し下げる。

陽性の判断

放散痛の出現と部位、症状の増悪を確認する。

治療との関係

神経根症の有無の判断は、治療方針を立てる上で重要なポイントとなる。筋性の場合と異なり、治療経過は長期化することが多く、頚椎のカラー固定など整形外科的治療が必要となることがある。

コメント

術者の肩上部を押し下げるほうの手は、患者の肩甲骨の外側部を被うようにしてしっかりと下方へ押し下げる必要がある。肩上部の頚椎よりを押し下げても症状が誘発できない。

文　献

Jackson, R.: The cervical syndrome, 3rd ed. Charles C. Thomas. Springfield Illinois, 1966.

第 6 章 理学的検査

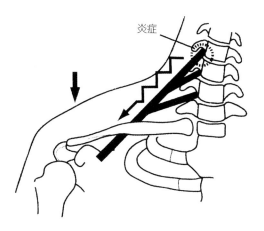

図6.1-1.1

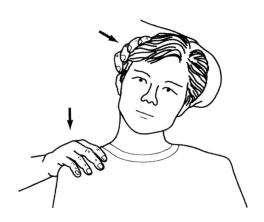

図6.1-1.2 ジャクソン肩押し下げテスト

後　編

２ ジャクソン頭部圧迫テスト
Jackson head compression test

臨床的意義
頚椎症または頚椎症性神経根症において陽性となる。

メカニズム　図6.1-2.1
検査によって神経根が椎間孔内で圧迫されることにより放散痛が生じる。

検査手技　図6.1-2.2
(1) 術者は患者の後方に立ち、術者の両手を患者の頭部に置く。
(2) 患者の頚椎を側屈あるいは屈曲、伸展の位置でそれぞれ固定しながら頭頂部から長軸方向に圧迫を加える。

陽性の判断
痛みが頚部に限局した場合は頚椎部の障害を示唆し、放散痛が生じた場合は神経根への圧迫があることを示唆する。

治療との関係
神経根症の有無の判断は、治療方針を立てる上で重要なポイントとなる。筋性の場合と異なり、治療経過は長期化することが多く、頚椎のカラー固定など整形外科的治療が必要となることがある。

コメント
原著では術者の両手で頭部に圧迫を加えることになっているが、図6.1-2.2のように術者の一方の手で後方から頚部を固定し、指で痛みの部位や頚椎の角度を確認しながら頭部を圧迫すると検査結果が理解しやすい。

文　献
Jackson, R.: The cervical syndrome, 3rd ed. Charles C. Thomas. Springfield Illinois, 1966.

第6章　理学的検査

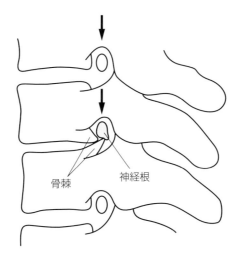

図6.1−2.1

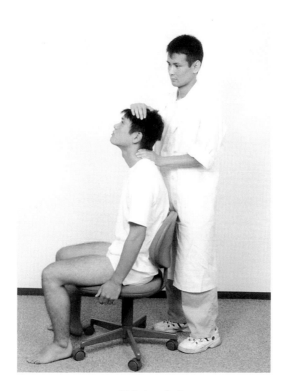

図6.1−2.2

後　編

3 スパーリングテスト　　　Spurling test

臨床的意義

頚椎症性神経根症で陽性になりやすい。

メカニズム　　図6.1−2.1

検査によって神経根が椎間孔内で圧迫されることにより、放散痛が生じる。

検査手技　　図6.1−3.1

(1) 術者は患者の後方に立ち、患者の頭部を患側に傾ける。

(2) この姿勢で術者は両手で頭頂部から長軸方向に軽い圧迫を徐々に加える。

　　ときには頚椎を側屈するだけで放散痛を生じることがあるので注意する。

陽性の判断

肩・上肢への放散痛の有無、出現部位あるいは症状が増悪するかを確認する。

治療との関係

神経根症の有無の判断は、治療方針を立てる上で重要なポイントとなる。筋性の場合と異なり、治療経過は長期化することが多く、頚椎のカラー固定など整形外科的治療が必要となることがある。

コメント

原著では術者の両手で圧迫する図が掲載されているが、実際には頭部を傾けた時に位置が定まらずにうまく長軸方向に圧迫できないことが多い。そこで、図6.1−3.1のように片方の手を側頚部に添えて頚椎を固定すると圧迫しやすくなる。

文　献

Spurling, S .G. & Scoville, W. E.: Lateral rupture of the cervical intervertebral discs. A common cause of shoulder and arm pain. Surg Gynec Obst, 78; 350-358, 1944.

第6章 理学的検査

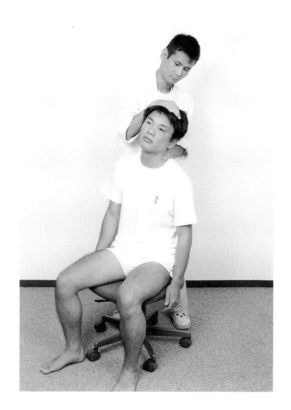

図6.1-3.1

後　編

２．胸郭出口症候群

1 アドソンテスト　　　　　　Adson test

臨床的意義

　歴史的には斜角筋症候群の診断に使われていたが、現在は胸郭出口症候群の概念の中で検査法として用いられている。

メカニズム　図6.2-1.1

　頚椎を後屈し患側へ回旋すると前斜角筋は伸展され、第1肋骨と前および中斜角筋で形成される斜角筋三角が狭くなる。この中を走る鎖骨下動脈や腕神経叢が圧迫されやすくなり、深吸気を加えると胸郭が上昇し肋鎖間隙も狭くなる。したがって神経、血管はさらに圧迫される。

検査手技　図6.2-1.2

(1)　患者は腰掛けて両手を膝の上に置く。

(2)　術者は患者の横に座り、患者の橈骨動脈の拍動を確認する。

(3)　患者は頚椎を後屈させ、術者は右または左へ回旋するよう指示する。

(4)　術者は患者に深く息を吸ったところで止めるよう指示する。

陽性の判断

　橈骨動脈の拍動が減弱または消失する場合を陽性とする。正常でも本検査が陽性となるが、自覚症状の再現性があって初めて臨床的意味がある。

治療との関係

　本検査の結果と自覚症状が一致した場合、治療上のよい指標となる。前斜角筋を中心に周囲筋の緊張を緩和させることによって症状と脈の触れかたが改善されることが多い。

コメント

　脈管と神経の圧迫部位によって頚肋症候群、斜角筋症候群、肋鎖症候群、過外転症候群と呼ばれていたが、臨床的にこれらを鑑別することは困難であるため、1956年にPeetが提唱した胸郭出口症候群という名に次第にとって変わられた、とのことである。(林　浩一郎著『整形外科　三世紀の光芒』より転載)

文　献

　Adson, A. W.: Surgical treatment for symptoms produced by cervical ribs and the scalenus anticus muscle. Surg Gynceol Obstet, 85; 687-700, 1947.

　立石昭夫: 胸郭出口症候群の診断と治療. 日整会誌, 54 (8); 817, 1980.

第6章　理学的検査

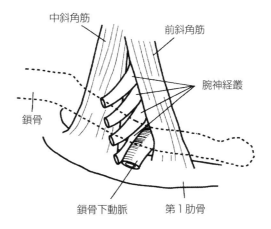

図6.2-1.1

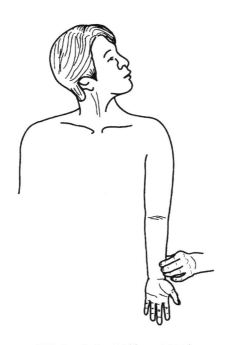

図6.2-1.2　アドソンテスト

後　編

2 ライトテスト   Wright test

臨床的意義

歴史的には「過外転症候群」に用いられたが、現在は胸郭出口症候群の診断に用いられている。

メカニズム　　図6.2-2.1

上肢を過外転していくと肩甲帯は後方に引かれて、第1肋骨と鎖骨の間隙および烏口突起で小胸筋と胸壁の間が狭くなり、腕神経叢や鎖骨下動静脈が圧迫されやすくなる。

検査手技

(1) 術者は患者の後ろに立ち、患者の上肢を脱力させた状態で患側の橈骨動脈の拍動を確認する（図6.2-2.2）。

(2) 術者は患者の橈骨動脈の拍動を確認しながら、肩関節を90°外転する（図6.2-2.3）。

(3) 術者は橈骨動脈の拍動を確認しながら肘関節を90°屈曲、肩関節を90°外旋し、さらに肩関節を外転する（図6.2-2.4）。

陽性の判断

橈骨動脈の拍動が消失した場合を陽性とする。正常でもこのテストが陽性に出るものが多いので、橈骨動脈の消失とともに自覚症状の再現されるものにのみ臨床的意義がある。

治療との関係

本検査の結果と自覚症状が一致した場合、治療上の良い指標となる。前斜角筋を中心に周囲筋の緊張を緩和させることによって症状と脈の触れかたが改善されることが多い。

コメント

胸郭出口症候群の検査法は、大別すると脈管テストと神経刺激テストに分けられる。脈管テストは斜角筋を緊張させたり、深吸気によって脈が減少するかを診るものであり、アドソンテスト、ライトテスト、エデンテスト（本書では扱わない）がある。一方、神経刺激テストは知覚過敏になった筋を刺激することで症状を誘発させるもので、後述のモーリーテストがある。

文　献

Wright, C. l., et al.: The neurovascular syndrome produced by hyperabduction of the arms. Amer. Heart J, 29; 1, 1945.

曽我恭一, 他 : Thoracic outlet syndromeの臨床像. 整形外科, 25 (2); 185, 1974.

第6章 理学的検査

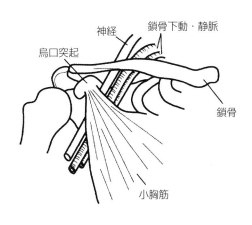

図6.2−2.1

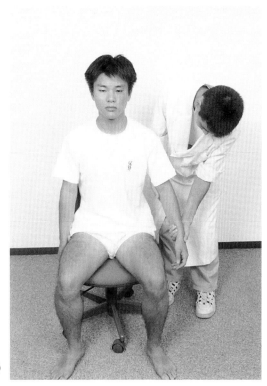

図6.2−2.2 ライトテスト（1）

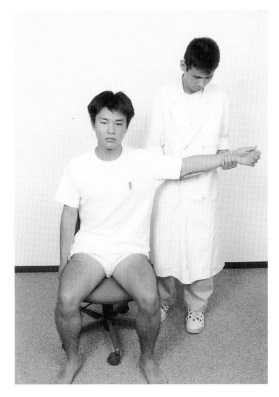

図6.2−2.3 ライトテスト（2）

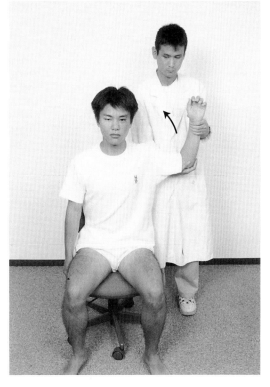

図6.2−2.4 ライトテスト（3）

後編

3 モーリーテスト　　　　　　　　　　　　Morley test

臨床的意義
胸郭出口症候群において神経刺激テストとして位置づけられている。

メカニズム　図6.2-3.1
胸郭出口症候群では斜角筋群が過敏状態になっており、圧迫することによって放散痛を訴えることが多い。

検査手技　図6.2-3.2
術者は患者の後ろに立ち、前斜角筋の第1肋骨付着部からやや近位部にかけて圧迫する。

陽性の判断
局部の疼痛と上肢への放散痛の訴えがあれば陽性とする。

治療との関係
モーリーテストが陽性の場合、斜角筋部へ直接施術を行うと痛みを増悪させる恐れがある。周囲筋（板状筋、僧帽筋）の緊張をまず緩和させ、過敏状態を取り除いてから斜角筋部に施術するほうが良い。

文献
Morley, J.: Brachial pressure neuritis due to a normal first thoracic rib; its diagnosis and trearment by excision of rib. Clin. J. Oct, 22; 461, 1913.

高岸直人：斜角筋症候群の手術成績．整形外科, 21 (10); 799, 1970.

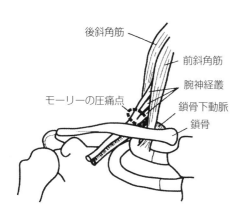

図6.2-3.1　モーリーの圧痛点の解剖学的位置

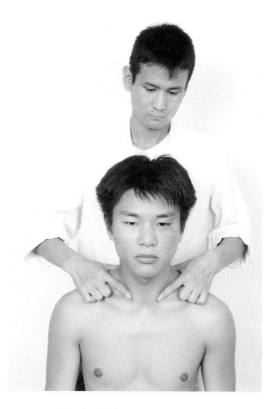

図6.2-3.2　モーリーテスト

4 アレンテスト　　　　　　　　　　　　　　Allen test

アレンテストという名をもったテストは現在2つのものが普及している。ここでは鍼灸師の間で広く知られているほうを紹介する。

臨床的意義
斜角筋症候群の検査として普及している。

メカニズム
前・中斜角筋の異常によって両者の間隙を通っている腕神経叢と鎖骨下動脈が圧迫された状態で、検査で斜角筋をさらに緊張させることによって症状が誘発される。

検査手技　　図6.2-4.1
(1) 術者は患者の後ろに立ち、患側の橈骨動脈の拍動を確認する。
(2) 術者は橈骨動脈の拍動を触れながら、患者の肩関節を90°外転し、さらに肘関節を90°屈曲する。この時点で橈骨動脈の拍動に変化がないかを一旦確認する。
(3) 術者は患者に頭部を挙上した上肢の反対側に強く回旋するように指示する。

陽性の判断
橈骨動脈の拍動が減弱あるいは消失すれば陽性とする。

治療との関係
本検査の結果と自覚症状が一致した場合、治療上の良い指標となる。前斜角筋を中心に周囲筋の緊張を緩和させることによって症状と脈の触れかたが改善されることが多い。

コメント
Allenは1929年にまったく異なった検査を発表しており、手関節より末梢における慢性の動脈閉塞性疾患の診断法として用いられている。現在はこちらの検査が広く知られている。

文献
Allen, E. V.: Thromboangiitis oblitans: Methods of diagnosis of chronic occlusive arterial lesions distal to the wrist with illustrative cases. Am J Med Sci, 178; 237-244, 1929.

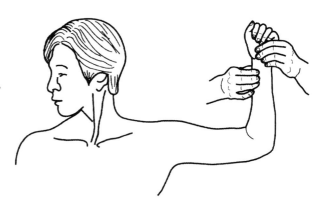

図6.2-4.1　アレンテスト

後　　編

3．肩関節

1 ダウバーンサイン　　　　　Dawbarn sign

臨床的意義
五十肩や腱板損傷で二次的に発症する肩峰下滑液包炎において有用である。

メカニズム　　図6.3-1.1
棘上筋腱および棘下筋腱の大結節付着部は、加齢や肩峰でのインピンジメント（はさみ込み）によって肩峰下滑液包炎を生じる。患側上肢は下垂位においてこれらの腱の大結節付着部に圧痛が特徴的に出現し、他動的に外転させるとともに肩峰下滑液包と大結節部は肩峰下に滑り込むため、その圧痛は消失する。

検査手技
(1) 術者は患者の横に立ち、肩峰外側大結節部の圧痛を確認する（図6.3-1.2）。
(2) 術者は患者の患側上肢を下垂位から約90°他動的に外転位とし、再度圧痛の有無を確認する（図6.3-1.3）。

陽性の判断
肩峰外側大結節部の圧痛が外転時に消失した場合を陽性とする。

治療との関係
本検査が陽性で肩関節の可動域制限が著明な場合、治療には比較的長期を要する。痛みを緩和させる治療を行い腱板断裂の疑いがあれば医師の治療が必要となる。

文　献
Dawbarn, R. H. M.: Subdeltoid bursitis. A pathognomic sign for its recognition. Boston Med Surg J, 154; 691, 1906.

第6章 理学的検査

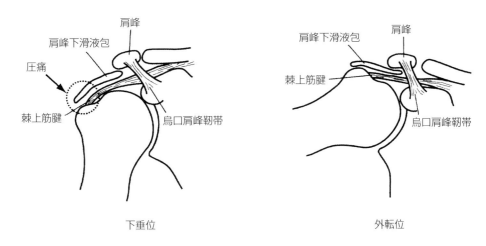

下垂位　　　　　　　　　　　外転位

図6.3−1.1

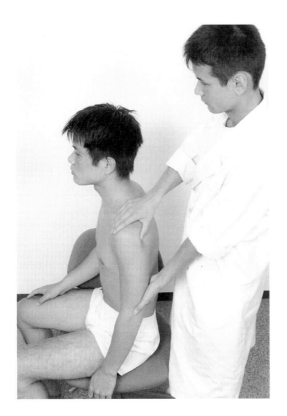

図6.3−1.2　ダウバーンサイン(1)

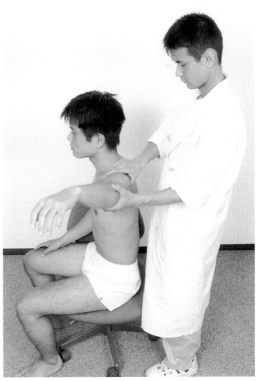

図6.3−1.3　ダウバーンサイン(2)

後編

2 ヤーガソンテスト　　Yergason test

臨床的意義
上腕二頭筋長頭腱炎の判断に有用である。

メカニズム
上腕二頭筋長頭は前腕における最大の回外筋であり、前腕の自動回外時に回内抵抗を加えると過度に緊張する。その際、炎症の好発する結節間溝部に疼痛が誘発される。

検査手技　　図6.3−2.1
(1) 術者は患者の前に立ち、患側上肢の肘関節を90°屈曲位とする。
(2) 術者は患者と握手し、他動的に前腕を回内方向へ抵抗を加える。
(3) 術者は患者に前腕を回外するように指示する。

陽性の判断
上腕二頭筋長頭腱炎では、上腕骨結節間溝部に疼痛が誘発される。

治療との関係
本検査が陽性であれば病態の中心は上腕二頭筋である。筋腹の過緊張と疲労を回復させ上腕二頭筋長頭腱の痛みを和らげる必要がある。

文　献
Yergason, R. M.: Supination sign. J Bone & Joint Surg, 13；160, 1931.

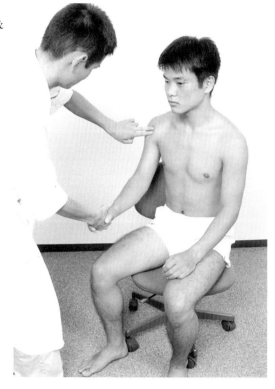

図6.3−2.1　ヤーガソンテスト

4．手関節

1 フィンケルスタインテスト　Finkelstein test

臨床的意義

De Quervain病（長母指外転筋腱と短母指伸筋腱が通る手関節第1背側区画での狭窄性腱鞘炎）の診断根拠となる。

メカニズム

手関節を尺屈することにより長母指外転筋腱と短母指伸筋腱に緊張がかかることによって、狭窄があると両腱共通の腱鞘通過部位で疼痛が誘発される。

検査手技　図6.4-1.1

(1) 術者は患者に母指を握り込ませるよう指示する。
(2) 術者は患者の手部を持ち、手関節を尺屈する。

陽性の判断

橈骨茎状突起部の背側第1区画に一致して痛みを訴える場合を陽性とする。

治療との関係

De Quervain病では長母指外転筋と短母指伸筋への鍼通電療法が有効であることが多い。

コメント

原著では「母指を屈曲して手関節を外転（尺屈）させると症状が誘発される」と、24例の症例検討をもとに述べているが、経験上両筋を牽引するためには上記のように母指を握り込ませて尺屈させるのが良いように思われる。

本邦では短母指伸筋腱の絞扼を確認する方法が知られている（堀内, 1987）。

文　献

Finkelstein, H.: Stenosing tendovaginitis at the radial styloid process. J. Bone & Joint Surg, 12; 509-540, 1930.

堀内行雄：茎状突起痛（de Quervain病）. 整・災外, 30; 1051-1056, 1987.

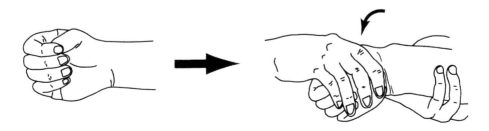

図6.4-1.1　フィンケルスタインテスト

後　　編

5．腰　　椎

① ラセーグテスト　　　　　　　　　　Lasegue test

臨床的意義

腰椎椎間板ヘルニアの診断上もっとも重要な疼痛誘発試験である。

メカニズム

腰仙部神経根症において検査により神経根が伸展され症状が誘発される。

検査手技　　図6.5−1.1

(1) 患者を仰臥位にする。

(2) 術者は患者の横に立ち、検査をする下肢を股関節中間位として、一方の手で足首を持ち、他方の手は膝関節を伸展位に保持するため膝蓋骨の上に置く。

(3) 膝関節伸展位のまま下肢を挙上していく（straight-leg-raising：SLR）。

陽性の判断

正常では70°以上まで疼痛なしに挙上可能であるが、70°以下の角度で坐骨神経に沿った疼痛が誘発された場合を陽性とする。下位腰椎椎間板ヘルニアに対する疼痛誘発試験であり、上位腰椎椎間板ヘルニアが疑われる場合は、大腿神経伸展テストを行う。

増強法：ラセーグ徴候が明確に出現しないときに、足関節を他動的に背屈させて同じように下肢を挙上させる。これによって坐骨神経に沿った疼痛が出現するものをブラガードサイン（Bragard sign）（図6.5−1.2）という。また、股関節を内旋させ下肢を挙上させると、同じく坐骨神経に沿った疼痛が出現するものをボンネットサイン（Bonnet sign）という。

治療との関係

根性の坐骨神経痛である場合、治療期間は長引くことが多い。坐骨神経および支配筋への鍼通電療法が有効である。

コメント

菊池らの解説によると、ラセーグ自身はこのテストをどこにも記載しておらず、弟子のForstが彼の学位論文の中で、「ラセーグ先生の示唆によってこの徴候に注目するようになった」と、このテストを紹介したためラセーグテストと呼ばれるようになったとのことである。

文　献

菊池臣一、蓮江光男：臨床的検査 −1.脊柱−．整・災外, 27；1300, 1984.

第6章 理学的検査

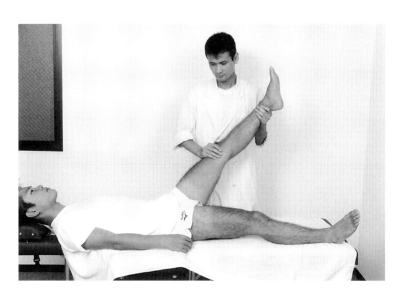

図6.5−1.1　ラセーグテスト

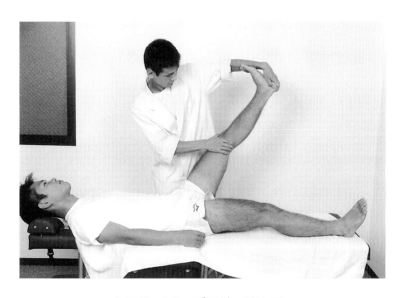

図6.5−1.2　ブラガードサイン

後編

2 エリーテスト　Ely test
大腿神経伸展テスト　Femoral nerve stretch test：FNS test

臨床的意義
　仙腸関節疾患、股関節疾患、腸腰筋拘縮、大腿四頭筋拘縮の検査法として知られていたが、L3／4椎間板ヘルニアの診断にも用いられる（O'Connell, 1946）。

メカニズム
　腸腰筋や大腿四頭筋に拘縮が生じると、膝関節を屈曲させたときに股関節は筋に引っ張られ股関節伸展ができなくなる。これを腹臥位で行うと、膝を屈曲するにつれて殿部が浮いてくるように見える（尻上がり現象）。また、上部腰椎の神経根圧迫がある場合には、同様の手技で根部から大腿神経にかけて牽引されるため大腿神経に沿った痛みが誘発される（FNSテスト）。

検査手技　図6.5-2.1
(1) 患者は腹臥位とし、術者は横に立つ。
(2) 術者は患者の足関節のあたりを把持し、踵ができるだけ殿部に着くように膝を他動的に屈曲する。

陽性の判断
　尻上がり現象が認められればエリーテストが、大腿神経に沿った疼痛が認められればFNSテストが陽性である。

治療との関係
　エリーテストとして陽性なのか、FNSテストとして陽性なのかによって治療方針が異なってくる。エリーテストが陽性になった場合、大腿四頭筋など股関節周囲筋が治療対象になる。一方、FNSテストが陽性の時は上部腰椎の椎間関節部や大腿神経への治療が中心になる。

文献
　Ely, L. W.: Backache; lumbago; pain in lower part of back. Arch Surg, 27; 189-202, 1933.

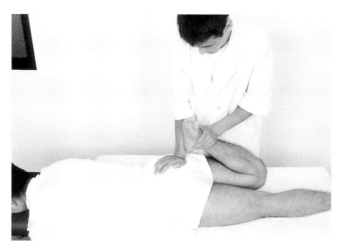

図6.5-2.1　エリーテスト／大腿神経伸展テスト

第6章　理学的検査

3 ディジェリンサイン　　　　Dejerine sign

臨床的意義
神経根圧迫の存在を示す徴候である。

メカニズム
咳やくしゃみなどにより、脳脊髄液圧が一過性に上昇することによって誘発される神経根症状である。

陽性の判断　　図6.5-3.1
腰椎椎間板ヘルニアなどによる神経根圧迫ないしは神経根刺激症状がある場合に、咳、くしゃみ、または排便時の努責によって根性疼痛が一過性に増悪する現象である。問診で確認する。

治療との関係
問診上、この所見が明らかになったらラセーグテスト、FNSテスト、腱反射などの神経学的検査を行い治療方針を立てる。

文　献
矢吹省司、菊池臣一：整形外科診断学に必要な冠名サインとテスト. Orthopaedics, 7 (5); 35-42, 1994.

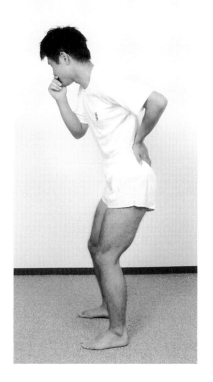

図6.5-3.1　ディジェリンサイン

後　編

6．骨盤・仙腸関節

1 ゲンスレンテスト　　　　Gaenslen test

臨床的意義

仙腸関節の障害において、もっとも一般的な検査手技である。

メカニズム　　図6.6-1.1

仙腸関節に障害があると患側骨盤に矢状面で回転力を生じさせることで痛みが生じる。

検査手技　　図6.6-1.2

(1) 患者を仰臥位にする。

(2) 術者は患者に健側下肢の膝を胸部に抱え込むように指示する。

(3) 患者をベッドの端に寄せ、患側の殿部をベッドの外側に出す。

(4) 抱え込んだ膝はそのままで、術者は患側下肢をベッドから下垂し股関節を過伸展させる。

陽性の判断

この操作によって、仙腸関節に障害があると痛みを生じる。

治療との関係

腰痛を訴えて来院した患者の中には、実は仙腸関節部に痛みの本態があることが少なくない。圧痛の分布をよく確認し、仙骨部にまで及んでいるときには本テストを行ってみる必要がある。本テストが陽性となり、仙腸関節部の圧痛があれば腰椎部での脊柱起立筋への治療はあまり効果がない。仙腸関節周囲の靱帯や仙骨周囲の筋への治療が有効である。

文　献

Gaenslen, F. J.: Sacro-iliac arthrodesis, indications author's technic and endresults. JAMA, 89 ; 2031-2035, 1927.

第6章　理学的検査

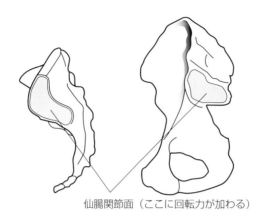

仙腸関節面（ここに回転力が加わる）

図6.6－1.1

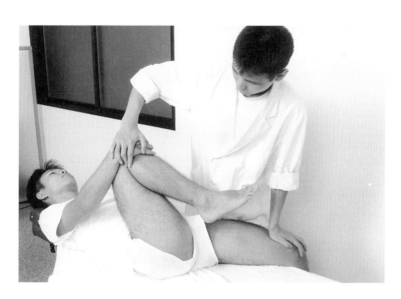

図6.6－1.2　ゲンスレンテスト

後　編

2 ニュートンテスト　　　　　Newton test

臨床的意義

仙腸関節部にX線学的変化がある場合に、本検査の陽性率が高いと言われている。

メカニズム

仙腸関節にストレスを加えることによって痛みを誘発させるテストである。

検査手技

本テストは3つの手技から成る。

●テスト1（図6.6−2.1）：患者を仰臥位とし、術者は上前腸骨棘を両手でゆっくりとベッド方向に圧迫を加える。その際、術者は体重をかけるようにする。

●テスト2（図6.6−2.2）：患者を仰臥位とし、術者は上前腸骨棘を両手ではさみこむようにして正中方向にゆっくりと圧迫を加える。

●テスト3（図6.6−2.3）：患者を腹臥位とし、術者は手掌で患者の仙骨部をゆっくりとベッド方向に圧迫を加える。その際、術者は体重をかけるようにする。

陽性の判断

いずれのテストも仙腸関節部に疼痛が誘発された場合を陽性とする。また、3つの手技のうち2つ以上陽性であれば仙腸関節部の関節症が認められる。

治療との関係

腰痛を訴えて来院された患者の中で、実は仙腸関節部に痛みの本態があることが少なくない。圧痛の分布をよく確認し、仙骨部にまで及んでいるときには本テストを行ってみる必要がある。本テストが陽性となり仙腸関節部の圧痛があれば、腰椎部での脊柱起立筋への治療はあまり効果がない。仙腸関節周囲の靱帯や仙骨周囲の筋への治療が有効である。

コメント

原著によると「圧をかける際には、均等に徐々にかけていき最終的には術者の全体重をかける。突然力を入れたり、仙腸関節に高度な病変があるときには痛みを生じるので、やわらかく圧するだけで十分である」と注意している。また、3つのテストのうち2つ以上が陽性になった場合、全例においてX線上異常がみられると記載している。X線上の異常とは、変形性脊椎症や強直性脊椎炎でみられる骨棘などの所見を指している。

文　献

Newton, D. R. L.: Discussion on the clinical and radiological aspects of sacro-iliac disease. Proc Roy Soc Med, 50; 850-853, 1957.

第6章　理学的検査

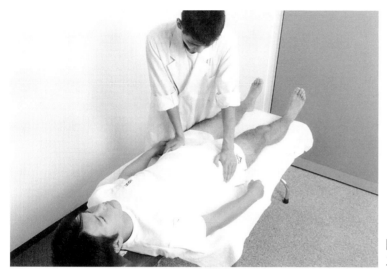

図6.6−2.1
ニュートンテスト テスト1

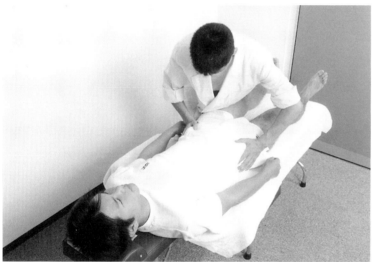

図6.6−2.2
ニュートンテスト テスト2

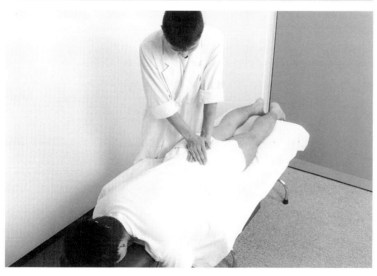

図6.6−2.3
ニュートンテスト テスト3

後　　編

7. 股 関 節

① トーマステスト　　　　　　　　Thomas test

臨床的意義

股関節における屈曲拘縮の程度を調べる検査である。

メカニズム

代償性の腰椎前弯を避けるために、骨盤と脊椎を同じ線上において患側下肢を伸展させることで伸展制限が明らかになる。この伸展制限の度合いが股関節拘縮の程度と関節炎の罹患期間を反映している。

検査手技　　図6.7-1.1

(1) 患者を仰臥位とする。

(2) 術者は健側下肢の股・膝関節を膝が胸につくまで十分に屈曲する。

(3) 術者は患者の脊柱と骨盤の背面がぴったりベッドに着いていることを確認する。

(4) 健側下肢をこのまま保持しておき、次いで患側下肢をできるだけ伸展させる。

この際、脊柱には代償的な前弯増強が起こることがある。

陽性の判断

患側下肢の股関節伸展制限があれば陽性とする。罹患期間の長さに応じて伸展制限は高度となる。

治療との関係

軽度の伸展制限であれば、鍼通電療法を含む理学療法および保存療法で治療を進めることが可能であるが、高度な伸展制限を治癒させることは不可能である。整形外科医に治療を依頼する必要がある。

コメント

原著の翻訳「Thomasと股関節Thomasテスト」によると、Thomasが経験した症例の多くは結核性関節炎であり、患者が小児の場合であっても客観的に徴候をつかみ得ることが強調されている。また、腰椎前弯や代償運動を見極めるため、患者の衣服を脱がせて硬い診察台に寝かせるよう指示してある。炎症の罹患期間と伸展制限の程度を関連づけた点も含めて客観的な態度がうかがえる。

文　献

整形外科の先達たち：Thomasと股関節 Thomasテスト. 整形外科, 24 ; 1036-1037, 1973.

第6章 理学的検査

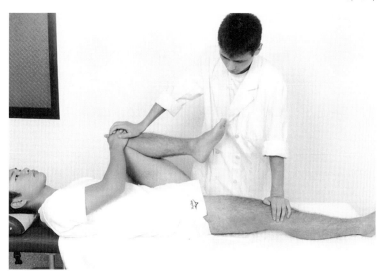

図6.7−1.1　トーマステスト

後　編

2 パトリックテスト　Patrick test（Fabere sign）

臨床的意義

股関節炎の診断に重要であり、坐骨神経痛との鑑別に有用である。

メカニズム

変形性股関節症などによって股関節および周辺筋腱組織に障害が起こり、患側の屈曲、外転、外旋肢位をとらせることによって痛みが誘発される。

検査手技　　図6.7-2.1

(1) 患者は仰臥位とする。

(2) 術者は患者に、伸展している健側下肢の膝の上に股関節を屈曲した患側下肢の足の外果を乗せるよう指示する（重度の場合、この動作でも痛みを伴って不可能である）。

(3) この状態で術者は健側の骨盤を片方の手で固定した状態で、もう一方の手で患側下肢の膝部をベッドに向けて押しつける。

陽性の判断　　図6.7-2.2（a）(b)

足を反対の膝に乗せることができないか、または乗せた状態で押しつけたときに鼡径部に痛みを訴えた場合を陽性とする。

治療との関係

この検査で陽性となった場合、股関節の拘縮による可動域制限を意味するが、股関節の病変がかなり進行していると、足を反対側の膝に乗せることができない場合がある。股関節症は進行すると日常生活上高度な障害を起こすので、専門医とよく相談して治療方針を決定する必要がある。

コメント

原著の解説（林浩一郎著：整形外科三世紀の光芒）によると、股関節炎と坐骨神経痛を鑑別するために考案された検査である。坐骨神経痛ではラセーグ徴候を除いて他動運動による制限はみられないが、一方股関節炎では多くの場合、自・他動運動制限がみられる。上記の検査は軽い関節炎を検出するものである。Fabere signとはflexion, abduction, external rotation および extensionの略称である。

文　献

Patrick, H. T.: Brachical neuritis and sciatica. JAMA, 69 ; 2176-2179, 1917.

第 6 章　理学的検査

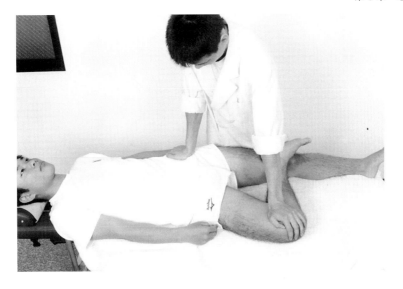

図6.7−2.1　パトリックテスト

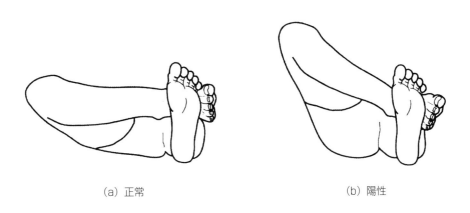

(a) 正常　　　　　　　　　　　(b) 陽性

図6.7−2.2

後　編

8．膝 関 節

❶ 膝蓋骨圧迫テスト　　　　　　　　　British test

臨床的意義

　膝蓋大腿関節（patello-femoral：PF関節）の軟骨変性、不適合性を調べる検査である。

メカニズム

　変形性膝関節症や膝蓋軟骨軟化症など、PF関節に病的変化があると膝蓋骨と大腿骨関節窩との間で痛みが誘発される。

検査手技　　図6.8−1.1

（1）患者を仰臥位にして膝関節を軽度屈曲位とする。

（2）術者は患者の患側下肢の膝蓋骨の中枢側、末梢側をそれぞれゆっくり大腿骨面に押しつける。

陽性の判断

　疼痛が生じたら陽性とする。

治療との関係

　PF関節の変性に由来した痛みがみられる患者に、PF関節内に刺鍼する治療が行われている。鍼通電療法を行うと確かに効果的なこともあるが、関節軟骨に対する鍼による損傷や関節腔内への感染の可能性など不明な点が多数残存している。

コメント

　もう１つの有用な検査法として、crepitation testがある。術者の手で患者の膝を伸展位から屈曲させていくことで自然に膝蓋骨が大腿骨上を運動し、その際に軋轢音が誘発される。患者に立位で屈伸させる方法もあるが、痛みがある場合にはできない。この時、半月板の軋轢音と間違わないように膝蓋骨に触れておくと、膝蓋骨の奥で発していることがわかる。

文　献

　原著が確認できないため、膝蓋大腿関節の徒手検査についてもっとも詳しい書をあげておく。

　鳥巣岳彦編：膝と大腿部の痛み. 整形外科痛みへのアプローチ２.初版, 南江堂, 1996.

第 6 章　理学的検査

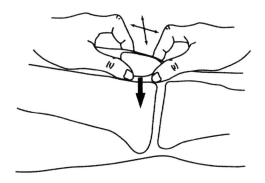

図6.8-1.1　膝蓋骨圧迫テスト

後　編

2 ラックマンテスト　　　　　Lachman test

臨床的意義
前十字靱帯損傷のきわめて有用な診察法である。

メカニズム
前十字靱帯の断裂があると、大腿骨に対し脛骨が前方に亜脱臼して引き出されてくる現象である。

検査手技　　図6.8−2.1
(1) 患者は仰臥位とする。
(2) 術者は患者に患側下肢がベッドの縁にくるように指示する。
(3) 術者は患者の膝関節を 0 〜15°の軽度屈曲位で保持する。
(4) 母指を大腿骨顆部前面におき、四指を脛骨近位後方に当て、後方より脛骨を前方に引き出す操作を加える。

陽性の判断
健側に比較して脛骨が前方に引き出されるのが確認でき、前十字靱帯が正常な場合に認められる停止する感じ（終点；end point）が触知できないときを陽性とする。

治療との関係
靱帯損傷のテストの 1 つであるが、膝には内・外、前・後に大きな靱帯があり、各々が関節の安定性に役立っている。靱帯が断裂すれば安定性が失われ関節に動揺性が生じ、自然治癒することはない。このような場合、専門医による早急な治療が必要となる。

コメント
本テストは前方引き出しテスト（本書では扱っていないが）を軽度屈曲位で行うものである。軽度屈曲位で行う利点は、以下の 3 点である。
(1) 急性損傷で膝に腫脹を来した場合、軽度屈曲位をとらざるを得ず、この状態で検査が行えること（従来の前方引き出しテストでは膝を90°に屈曲する必要があり、局所麻酔薬で痛みを止めて行うか、腫脹と痛みが軽減してから行う必要があった）。
(2) 膝軽度屈曲位では、テストで脛骨を前方移動させる際にハムストリングスによる抗力がないこと。
(3) 膝軽度屈曲位では、大腿骨関節頭、半月板、脛骨関節窩の接触面が比較的平らであり、脛骨を前方へ引き出すのに好都合であること。

文　献
Torg, J. S., et al: Clinical diagnosis of anterior cruciate ligament instability in the athlete. Am J Sport Med, 4; 84 -93, 1976.

第6章　理学的検査

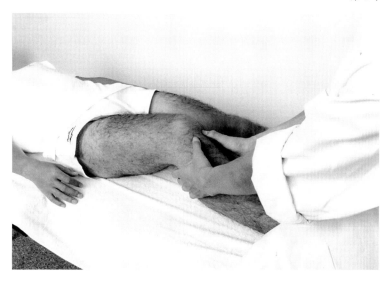

図6.8-2.1　ラックマンテスト

後　　編

3 マクマレーテスト　　　McMurray test

臨床的意義

　半月板損傷のテストである。半月板後角部の損傷や嵌頓症状（ロッキング）がある症例で有用である。

メカニズム

　損傷した半月板は大腿脛骨関節（femoro-tibial joint：FT関節）を屈曲・回旋させることによって、脛骨とともに動き、半月板後節部分が損傷でlooseになっている場合には弾撥を触知できるし、弾撥音を認める。

検査手技

(1) 患者は仰臥位とする。

(2) 術者は患者の患側膝関節を最大限に屈曲する（図6.8-3.1）。

(3) 術者は片手で患側下肢の踵骨部を握り、他方の手で膝関節がぐらつかないように保持し、指で関節裂隙を触れる。

(4) 膝関節を最大限に屈曲させたまま踵を持って下腿を回旋させる（図6.8-3.2）。

(5) また、膝関節90°の屈曲位で下腿を回旋させると中節の異常を検査できる（図6.8-3.3）。

陽性の判断　　図6.8-3.4

　弾撥を触知し、弾撥音を認めた場合を陽性とする。下腿の外旋でこれが認められる場合は内側半月が、下腿の内旋でこれが認められる場合は外側半月の後節に異常があると判断できる。膝関節の屈曲角度を変えて同じ手技を行うと、後節から中節にかけての異常が検査できる。前節の病変の診断は難しい。

治療との関係

　本テストによって半月板損傷が疑われた場合、圧痛点や大腿四頭筋などへ治療することで痛みが軽減することもある。しかし、損傷自体の回復にはならないので専門医に紹介する必要がある。

コメント

　前述のように半月板損傷が前節に存在する場合には本テストは無効である。この場合関節裂隙に沿った圧痛を調べると参考になる。半月板損傷において裂隙に圧痛が出現する頻度は約80%だと言われている。マクマレーテストの他にもアプレーテスト、ステインマン徴候など半月板損傷のテストが知られているが、陽性率は30〜40%である。マクマレーテストは習熟するのが難しいとマクマレー自身述べているので、臨床所見と圧痛そしてテストのいずれか1つをマスターしておけばよいと思われる。

　日本整形外科学会の半月損傷治療成績判定基準において、マクマレーテストの評価は軋轢音と疼痛から構成されている。

文　献

McMurray, T. P.: The semilunar cartilages. Br J Surg, 29; 407-414, 1942.

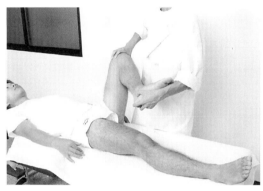

図6.8-3.1　マクマレーテスト（2）（3）

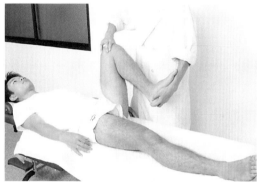

図6.8-3.2　マクマレーテスト（4）

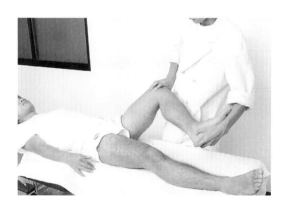

図6.8-3.3　マクマレーテスト（5）

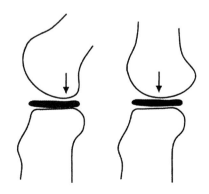

図6.8-3.4　大腿骨と半月板の接触位置

第**7**章 **疾患各論**

1．頚椎・肩・上肢の診かたと治療法

　「肩が痛い」、「手がしびれる」という訴えで来院された患者のこれらの症状が、どのような原因によるものかをまずは明確にする必要がある。「肩が痛い」といっても頚椎に由来する症状なのか、あるいは肩関節の障害なのかをはっきりさせないと的はずれな治療を行ってしまうことになる。また「手がしびれる」という症状も、頚椎症性神経根症、胸郭出口症候群、肘部管症候群、手根管症候群というように原因は様々である。正しい病態把握をするためには手順にしたがった診察を進めることはもちろん重要であるが、疾患によってはポイントが異なる。本章では、病態を把握できるようになるための基礎知識と診察・治療上のポイントを簡単にまとめておく。

1）頚椎疾患
（1）頚椎椎間板ヘルニア

好発年齢

　25～60歳

基礎知識

　椎間板の退行変性を基盤とし、椎間板に対する外力が誘因となって椎間板が膨隆・脱出しヘルニアを形成する。頚椎では、線維輪の膨隆、骨棘形成によって神経根が圧迫される（図7.1−1.1）。圧迫の様式は、大別して中心性圧迫と側方圧迫に分けられる（図7.1−1.2）。中心性圧迫では脊髄が圧迫され、側方圧迫では神経根が圧迫される。また両方が圧迫されることもある。症状の発現は、圧迫だけでなく局所の炎症が関わっている。症状は急性の頚部痛、上肢への放散痛およびしびれ感である。

診察のポイント

　頚椎を動かすと症状が増悪する。急性期では頚椎を後屈するだけで症状が誘発される。

　後屈で症状が誘発されない時は、椎間孔圧迫テスト（ジャクソンテスト、スパーリングテスト）で症状が誘発されるか確認する（第6章　1．参照）。

　神経学的テストの結果を参考に障害レベル（高位）を決め、そのレベルの頚椎棘突起部、

第7章　疾患各論

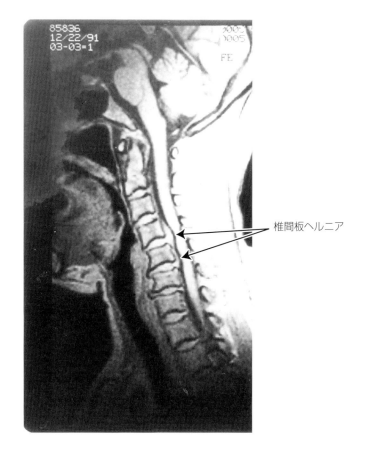

図7.1−1.1　頚椎椎間板ヘルニアのMRI像

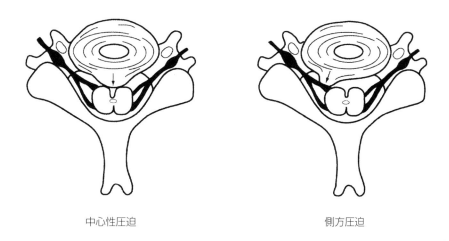

中心性圧迫　　　　　　　　　　側方圧迫

図7.1−1.2　椎間板ヘルニアの圧迫様式

後　編

横突起部の圧痛、頚部の筋の圧痛を調べる。

治療のポイント

急性期には劇的な効果は望めないが、放散痛の位置、障害レベル、筋の過緊張を目安に高頻度（30～50 Hz）、間歇波、10～20分間の鍼通電療法を行う。また頚部のカラー固定をすることで体位変換時の痛みを軽減できる。

慢性期（1カ月以上）になると神経根部の炎症性の痛みが緩和されて、むしろ周囲の筋の血行障害や過緊張による痛みが目立つようになる。この時期には、板状筋、肩甲挙筋、僧帽筋などに低頻度（2～5 Hz）、連続波、20～30分間の鍼通電療法を行い、マッサージと温熱療法で筋緊張と血流障害を緩和させる。

医師への依頼

以下の場合には専門医に相談する。

①痛みとしびれが強い。

炎症が激しいために鍼通電療法だけでは効果が持続せず、医師の治療（抗炎症鎮痛薬など）が必要になることがある。

②両側性または下肢症状がある。

脊髄圧迫症状（ミエロパチー）が考えられ、場合によっては他の疾患であることも考えられるので、早期に医師の診察をあおぐ。

③巧緻性障害、筋力低下が著しい。

鍼通電療法のみによる自然回復は難しく、医師の指示のもと入院、リハビリテーションが必要なことがある。

④直後効果も持続効果もまったくない。

病態把握が間違っている可能性が高い。医師の診察をあおぎ、治療方針を見直す必要がある。

⑤痙性歩行、知覚異常、膀胱直腸障害がみられる。

脊髄腫瘍、特に硬膜内髄外腫瘍（髄膜腫、神経線維腫など）では、神経根症および脊髄症状を呈するのでヘルニアとの鑑別が難しい。脊髄症状では、知覚異常が足から徐々に上行し、痙性歩行が出現する。このような所見や治療経過がおもわしくない場合には専門医に相談する。

（2）頚部脊椎症および神経根症

好発年齢

45～80歳

基礎知識

頚椎の退行変性に起因する。X線所見として椎間腔および椎間孔の狭小化、骨棘形成（C5/6、C6/7）（ルシュカ関節の水平骨棘）がみられる（図7.1－1.3）。初期には、頚・肩上

部・背部痛を主訴とし、進行すると神経根症つまり手のしびれ、知覚・運動障害、巧緻運動障害および痙性歩行がみられることがある。徐々に進行することが多い。

診察のポイント

初期には頚肩部痛以外に自覚症状がみられないが、変性の進行に伴い後屈時や椎間孔圧迫テスト(ジャクソンテスト、スパーリングテスト)で症状が誘発される(第6章　1．参照)。

仰臥位で脱力させた状態で頚部を触診すると、椎間孔部に骨棘と思われる圧痛を伴った突起物を触れる。また頚椎の前弯消失がみられる。

治療のポイント

初期の症状では僧帽筋、肩甲挙筋、板状筋などに低頻度(2～5 Hz)、連続波、20～30分間の鍼通電療法とマッサージ・温熱療法で緩解する。ヘルニアの場合と違い、手の軽いしびれやこわばったような感じも比較的改善されやすい。痛みが強いときは、放散痛や筋の過緊張がみられる部位に高頻度(30～50 Hz)、間歇波、10～20分間で鍼通電療法を行う。神経根症状では痛みは改善してもしびれ、知覚障害、頚椎の可動域(range of motion：ROM)制限が残存する。

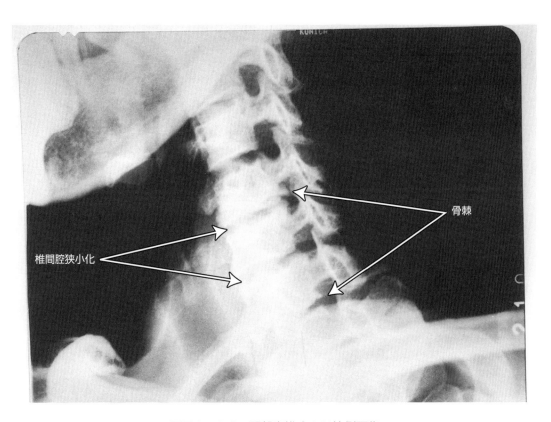

図7.1-1.3　頚部脊椎症のX線側面像

後　編

医師への依頼

巧緻性障害、上肢の強い痛み、あるいは痙性歩行、排尿障害などの脊髄症状がみられたら、除圧が必要な場合があるので早期に専門医を紹介する。

2）肩こり

好発年齢

小児を除くあらゆる年齢層にみられる。

基礎知識

頸肩背部の筋肉に重だるさ、張り感、時には鈍痛を伴う状態である。また、頭痛や不快感を合併することもある。原因としては不良姿勢、過労、精神的ストレスが誘因となる。その背景には頸椎症、胸郭出口症候群、高血圧症、眼精疲労、自律神経失調症、更年期障害が存在していることがある。特発性のものは、肩下がりの人に多くみられる。発症のメカニズムは不明な点が多いが、神経への刺激、筋の疲労、自律神経失調によって反射性あるいは代謝性に血管が収縮し、筋肉の血行不良が生じ肩こりを引き起こすものと考えられる（図7.1－2.1）。

診察のポイント

患者の姿勢や体型を観察する。

頸椎のROMを測定し、制限が強いようなら他の疾患との鑑別が必要となる。その他には、作業環境や精神的ストレスなどが誘因となっていないかを尋ねる。

触診で圧痛と過緊張のある筋を一つ一つ確認し、普段こり感や不快感を感じている部分と一致するかを調べる。肩こり患者の多くは、僧帽筋上・中部線維、肩甲挙筋付着部に症状を訴えることが多く、頭痛や吐き気を伴う人では頭・頸板状筋に過緊張がみられることが多い。

二次性の症状であるかを調べるために、頸椎症のテスト（ジャクソンテスト、スパーリング

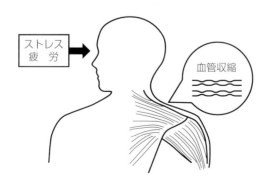

図7.1－2.1　肩こりのメカニズム

テスト）（第6章 1. 参照）、胸郭出口症候群のテスト（アドソンテスト、ライトテスト、アレンテスト、モーリーテスト）（第6章 2. 参照）を一通り施行する。また血圧を測定し、高いようならば医師の治療を受けているかを確認し、高血圧に伴う他の症状を詳しく聞き出す。

治療のポイント

過緊張のみられる筋に対し鍼通電療法を低頻度（2 Hz）、連続波で行う。通電時間は、筋肉が細い人では初回は5分から開始し、鍼通電によるこりの増強や他の副作用がなければ、次回より時間を延長していく。通常は10〜20分間とする。肩こりは原因が多様であるため鍼通電療法による反応が一様でない。やせて筋肉が細い女性では刺激によって頭痛を誘発したり、精神緊張の強い人では筋がほぐれずまったく効果がみられないことがある。

医師への依頼

1カ月以上治療してもまったく効果がみられない場合には、原因、病態を捉え直すために診察を依頼する。内臓からの関連痛も考えられるので、この点も考慮し、それまでの経過をふまえて医師に依頼する。高血圧があれば医師の治療を受けるよう促す。

3）肩関節周囲炎

好発年齢

40〜60代前半

基礎知識

肩関節軟部組織の退行変性および炎症によって、痛みとROM制限が発症する。発症の原因が年齢と関係がある場合、四十肩、五十肩という。これに含まれる疾患には烏口突起炎、腱板炎、肩峰下滑液包炎、腱板断裂（非外傷性）、上腕二頭筋長頭腱炎、凍結肩などがある。強い痛みと運動制限を主訴とする。

診察のポイント

主な炎症部位を知るために痛みの部位を確認した後、ダウバーンテスト、ヤーガソンテストを行う（第6章 3. 参照）。

肩関節前面から順に、烏口突起部、結節間溝部で上腕二頭筋長頭筋腱、上腕骨大結節部で棘上筋、棘下筋、そして小円筋の付着部における圧痛の分布を調べる。

おおまかにROM制限と日常生活動作（activity of daily living：ADL）の障害を知るために、結髪動作と結帯動作を調べる（図7.1－3.1）。結髪動作は肩関節外転・外旋運動が必要であり、結帯動作は内転・内旋を要する。これらの動作を行わせ、結髪動作では患側の第1指先端と頭までの距離、結帯動作では第1指が届く脊椎の高さ（L5とかTh12など）を毎回治療前後に記録し評価の材料とする。

治療のポイント

まずは痛みを和らげるため、圧痛のある筋に高頻度（30〜50 Hz）、間歇波、10〜20分間鍼通

後　編

電療法を行う。赤外線などの温熱療法を加えても効果的である。治療の見通しは、初診時のROM制限の程度に依存する。肩甲上腕リズムが破綻する程度の高度な制限（屈曲・外転90°未満）がある場合は、鍼治療のみでの治癒は困難である。

痛みが軽減し、ROMが初診時より広がってきたら、入浴後の運動療法を指導しROMの拡大に努める。

医師への依頼

高度なROM制限と強い痛みがある場合は、関節包の広範囲な癒着や腱板損傷（断裂を含む）であることが多い。このような場合には専門医に診断と治療を依頼する。

4）絞扼性神経障害
（1）胸郭出口症候群

好発年齢
15～40歳

基礎知識
首が細くなで肩の女性に多い。鎖骨下動・静脈、腕神経叢が斜角筋三角部、肋鎖間隙、小胸筋下間隙で圧迫されるか、あるいは腕神経叢が牽引されることによって症状が発現する

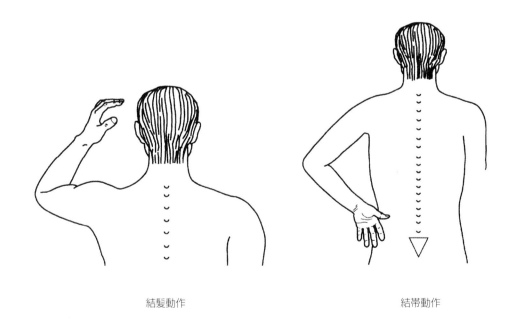

結髪動作　　　　　　　　　　結帯動作

図7.1-3.1　ROM制限の簡単な指標

（図6.2-1.1、図6.2-2.1、図6.2-3.1参照）。主訴は、上肢の痛み・しびれ・だるさ、および肩背部のこり・痛み、手の冷感など様々である。上肢の挙上などの持続で上肢の循環障害およびしびれが生じる。

診察のポイント

検査法としては、アドソンテスト、ライトテスト、モーリーテスト、アレンテストなどいくつかある。これらの検査の中には健常人でも陽性になるものがあり、患者の自覚症状との一致、左右差をよく確認する。

漠然とした（高位が明確でない）知覚低下、しびれがみられる。

どの部位で圧迫されている場合でも、頚肩部周辺の筋の緊張度を丹念に観察することが必要である。

治療のポイント

アレンテストやモーリーテストで陽性になったからといって、斜角筋のみを治療しても実際はなかなか良くならない。肩甲挙筋や頚板状筋の過緊張からまず緩和させ、十分に緩和された時点で斜角筋に限局した圧痛を目標に刺激する。鍼通電療法は低頻度（2 Hz）で筋が少し攣縮する程度で行う。首が細いなで肩の女性では、電気刺激による筋疲労が生じやすく、治療後数時間～翌朝くらいまでに首が重くて持ち上がらなくなることがあるので、初診時は5分間ぐらいの治療で様子をみる。次回の来院時に、このような状態が生じたかを確認し、もしなければ鍼通電時間を10分、15分と延長していく。

本症は、頚椎症の二次的な症状として出現したり、職業との関連、特にデスクワークによって生じやすい。頚椎の状態にも注意を払いながら、痛みやしびれが軽くなったら頚・肩の体操を指導する。また職場や生活環境を尋ね、クーラーなどの風向き、パソコンのディスプレイや寝るときの枕の高さを変えてみるなどのアドバイスをする。

医師への依頼

次のいずれかがある場合、専門医に診察を依頼する。

①頚部に腫瘤がみられる。

頚肋が存在したり、稀に鎖骨下動脈瘤が見つかることがある。

②高度なしびれ。

圧迫部位を明確にし、圧迫を除去する必要がある。

③直後の変化も持続効果も見られないとき。

病態の捉えかたが間違っている可能性がある。医師に診察をあおぎ、治療方針を立て直す。

後　　編

（2）肘部管症候群

好発年齢

50〜80歳

基礎知識

　肘関節よりやや遠位で尺側手根屈筋の筋膜下を尺骨神経が通過する。この狭い部分を肘部管といい、ここで尺骨神経が絞扼されやすい（図7.1−4.1）。

　主訴は不快な上肢（特に前腕）尺側の放散痛、小指・薬指のしびれ、および手の筋の萎縮で、変形性肘関節症、外反肘に続発する。

診察のポイント

　主にしびれが尺骨神経領域にあれば本症を疑い、頚部神経根症を除外するため椎間孔圧迫テストで症状が増悪しないことを確認する。

　肘の骨折の既往や、肘を圧迫した姿勢で日常仕事をしているかなど、発症のきっかけを聞き出す。次に外反肘かを確認する。

　他覚的には、小指の中手指節関節が過伸展・外転位をとり、母指・示指、あるいは母指・小指対立運動が障害される。

　Cross finger テスト（図7.1−4.2）（示指の上に中指を交差させる運動が不能）や、Froment 徴候（図7.1−4.3）（患者が母指と示指で紙を強くつまみ、術者がその紙を引き抜こうとしたとき、正中神経支配の筋によって代償されるために母指指節関節が強く屈曲する）、Tinel 徴候（図7.1−4.4）（末梢側から神経幹に沿って軽く指で叩打すると、支配領域に蟻走感が生じる。軸索の再生を意味し、絞扼性神経障害の特異的症状としても出現する）が陽性となる。尺側手根屈筋を圧迫すると小指のしびれが増強され、同筋に過緊張と圧痛がみられる。

治療のポイント

　尺側手根屈筋（第5章　2.11参照）と尺骨神経（第5章　2.28参照）の鍼通電療法を行う。尺骨神経の鍼通電療法は内側上腕二頭筋溝で行い、尺骨神経支配筋に攣縮があることを確認し、低頻度（2Hz）、連続波で、20〜30分間行う。

医師への依頼

①治療してもしびれが持続し、麻痺または筋萎縮の進行がみられる場合。

②頚部神経根症、胸郭出口症候群、その他の疾患との鑑別が必要な場合。

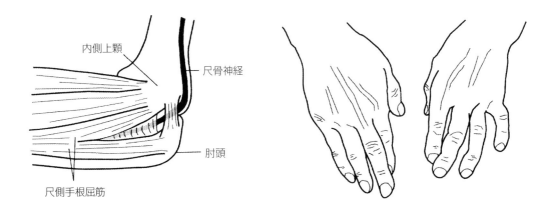

図7.1-4.1　肘部管の解剖図　　　　　図7.1-4.2　Cross finger テスト

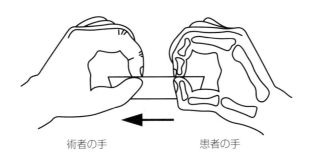

図7.1-4.3　Froment 徴候

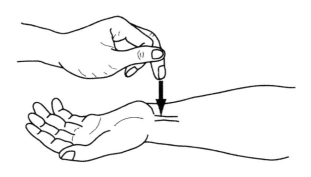

図7.1-4.4　Tinel 徴候

後　編

（3）ギヨン管症候群（尺骨神経管症候群）

基礎知識

　掌側手根靱帯、豆状骨、有鈎骨に囲まれた手根部の管状構造を尺骨神経管（ギヨン管）といい、ここで尺骨神経および尺骨動脈が圧迫され障害が生じる（図7.1-4.5）。原因の多くは、ギヨン管の占拠性病変（ガングリオン、筋の変異、尺骨動脈の血栓・動脈瘤など）であるが、手関節を過掌屈、過背屈での作業（サイクリスト、工具での作業）によって小指球部への繰り返し圧迫が加わることによっても発症する。主訴は小指球部から小・環指の掌側にしびれ感、痛みがあり尺側神経支配域の筋力低下がみられる。

診察のポイント

　ギヨン管症候群では肘部管症候群とよく似た症状を示すが、尺骨神経の背側枝がギヨン管を通らないため、尺骨神経浅枝・深枝の障害による掌側のしびれが特徴である。
　Tinel徴候、Froment徴候およびPhalenテスト（肘関節を屈曲して手関節を自然に下垂したとき、30秒〜1分で症状が再現する場合を陽性とする）（図7.1-4.6）が有用である。
　前腕尺側筋群に過緊張と圧痛がみられる。

治療のポイント

　尺側手根屈筋と尺骨神経の鍼通電療法を行う。尺骨神経の鍼通電療法は内側上腕二頭筋溝で行い、尺骨神経支配筋に攣縮があることを確認し、低頻度（2 Hz）、連続波で、20〜30分間行う。

医師への依頼

①治療してもしびれが持続し、麻痺または筋萎縮の進行がみられる場合。
②頚部神経根症、胸郭出口症候群、その他の疾患との鑑別が必要な場合。

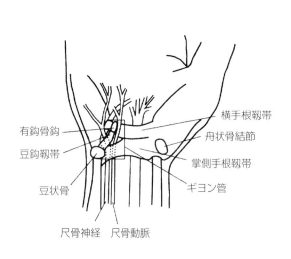

図7.1-4.5　ギヨン管の解剖図

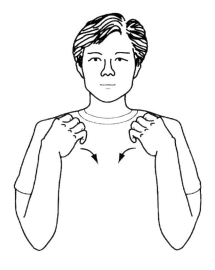

図7.1-4.6　Phalenテスト

(4) 手根管症候群

好発年齢
35～60歳

基礎知識
　正中神経が手根骨と屈筋支帯の間で受ける絞扼性障害であり（図7.1-4.7）、手首の屈伸を繰り返す仕事の女性や慢性関節リウマチ、妊娠中の女性に多く見られる。手指掌側の知覚異常、母指球の萎縮、母指と示指の巧緻性の障害が生じる。

診察のポイント
　自覚症状として、正中神経遠位部（手指掌側）のしびれ、痛み、触圧覚障害を訴える。
　短母指外転筋の筋力低下、あるいは萎縮が生じるので母指の掌側外転が可能かを確認する。
　誘発テストとしては、正中神経のTinel徴候、Phalenテストが陽性となる。手関節前面を圧迫するとしびれが増強される。
　前腕屈筋群に過緊張が見られる。

治療のポイント
　前腕屈筋群と正中神経（第5章 2.28参照）の鍼通電療法を行う。正中神経の鍼通電療法は内側上腕二頭筋溝で行い、正中神経支配筋に攣縮があることを確認し、低頻度（2 Hz）、連続波で、20～30分間行う。

医師への依頼
①治療してもしびれが持続し、麻痺または筋萎縮の進行がみられる場合。
②頚部神経根症、胸郭出口症候群、その他の疾患との鑑別が必要な場合。

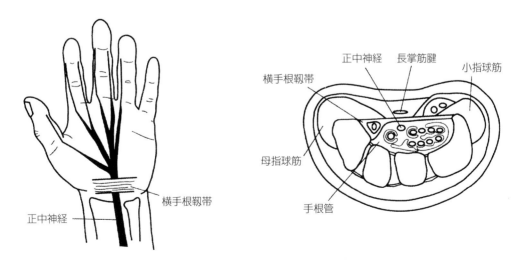

図7.1-4.7　手根管の解剖図

後　編

(5) De Quervain狭窄性腱鞘炎

好発年齢

30～50代

基礎知識

長母指外転筋腱と短母指伸筋腱が通る伸筋支帯の第1区間の狭窄性腱鞘炎である(図7.1－4.8)。手をよく使う中年婦人に多く発症し、橈骨茎状突起部に圧痛と腫脹を来す。

診察のポイント

物をつかむ際に強い痛みを橈骨茎状突起部に訴え、フィンケルスタインテスト（第6章4．参照）を行うと同部に強い痛みを訴える。また、本症では前腕橈側の手関節付近（長母指外転筋、短母指伸筋の走行）に腫脹が触れられることが多い。

治療のポイント

両筋の起始部付近に低頻度（2 Hz）、連続波で、10～20分間、鍼通電療法を行う。また斜刺で腱周囲の雀啄を行う。本症は職業との関連が非常に強く、職場における作業時間の軽減や作業内容の変更が必要となる場合もある。

医師への依頼

腫脹が強く（発赤、熱感）、1カ月以上治療をしても症状が軽減しない場合には専門医を紹介する。

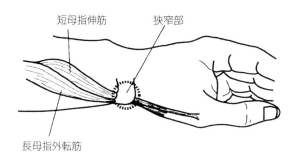

図7.1－4.8　長母指外転筋と短母指伸筋の狭窄部

第7章　疾患各論

２．腰部および下肢の診かたと治療法

　ここでは青壮年期にみられる腰痛と高齢者のものとを別に解説し、特に高齢者の腰痛の概念、診察と治療のポイントについて詳しく述べる。

１）青壮年期の腰痛の特徴

　少年期から青年期にかけて発症する腰痛は、激しいスポーツや肉体労働が原因で生じるものが多い。10代からスポーツを続けている人では脊椎分離症が多くみられ、肉体労働者では腰椎捻挫や椎間板ヘルニアが発症しやすい。また、中年期のデスクワーカーには椎間板ヘルニアが好発する。

２）青壮年期にみられる腰痛
（１）腰椎椎間板ヘルニア

好発年齢

　30～40代

基礎知識

　椎間板の線維輪の膨隆、髄核の脱出によってヘルニアが形成され、神経根あるいは脊髄が圧迫される（図7.2－2.1）。椎間板ヘルニアの好発レベルは下位腰椎であり、特にスポーツ活動による青年期の患者では、大部分が下位腰椎レベルのヘルニアである。腰痛に始まり、増悪と緩解を繰り返しながら徐々に下肢症状が出現する。下肢知覚・運動障害、高位によっては腱反射の低下、ラセーグ徴候（第6章　５．１）参照）が陽性となる。

診察のポイント

　初診の際に下肢症状を訴えヘルニアが疑われる時には、放散痛などの下肢症状の位置を確認し、上位レベル（L3/4間）か下位レベル（L4/5間、L5/S1間）かを確認する目的で次の神経伸展テストを行う。

　下位腰椎レベルの症状であればラセーグ徴候が陽性となる。下肢伸展挙上テスト(straight leg raising：SLR）を行う場合、鑑別として膝屈曲位でも行い、同様に放散痛が誘発するようであれば股関節の疾患を考える。

　上位腰椎の症状であるなら、大腿神経伸展テスト（femoral nerve stretch test：FNSテスト）が陽性となる。この場合も股・膝障害による腸腰筋や大腿直筋の萎縮（尻上がり現象）との鑑別が重要である。おおよそのレベルがわかったら、腱反射と知覚検査、筋力検査で高位レベルを決定する。

　次に触診を行う。急性期では脊柱起立筋が板のように硬く緊張している場合が多く、棘突

後　編

起やその直側の圧痛の位置が調べにくいことがある。これは筋性防御としての緊張であり、痛みが軽減されない限り緩和されにくい。この場合、殿部と下肢の放散痛と筋緊張の部位を確認しておく。

治療のポイント

　急性期はコルセットの装着と安静を基本とする。放散痛の軽減を目的に、殿部や坐骨神経（第5章　2.29参照）、または支配筋に高頻度（30〜50 Hz）、間歇波で、10〜20分間の鍼通電療法を行う。週に2〜3回の治療を行いながら、自然経過による鎮静を待つ。激しい痛みがなくなり、鈍痛に変わったら血行改善を目的に、脊柱起立筋へ低頻度（2 Hz）、連続波で、20〜30分間の治療を開始する。温熱療法も積極的に取り入れる。

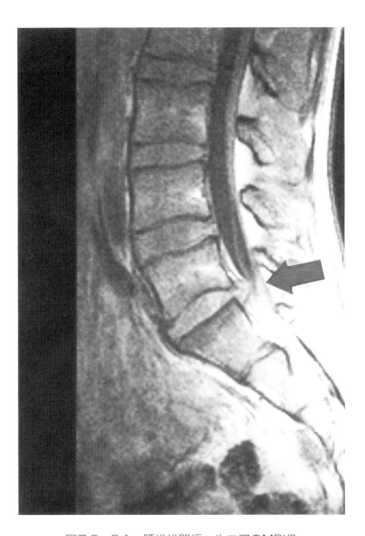

図7.2−2.1　腰椎椎間板ヘルニアのMRI像

症状がほぼ緩解したら、腹筋および背筋の筋力強化やストレッチを指導する。多くの患者では冬期や疲労時に足のしびれや殿部痛などの後遺症が出現する。このようなときには早めに治療を受けるように助言する。

医師への依頼

排便・排尿障害がみられる場合には即刻医師に連絡する。圧迫部位の減圧をしなければならないので緊急性が高い。

一方、緊急性のない場合に鍼灸治療や保存療法だけで治療を続けて良いものかどうか悩まされることは非常に多い。最近は本症の自然経過に関する研究が進み、保存療法でも良好な経過をたどることが認識されるようになった。しかし、長期経過をたどり慢性化してしまうこともあり、肉体労働者やスポーツ選手にとっては死活問題となることがある。鍼治療で痛みを和らげながら自然回復を待つか、整形外科的な治療を選択するか、患者とよく相談しながら助言する。

(2) 脊椎分離症

好発年齢

発生は10代だが症状が出るとは限らない。

基礎知識

椎弓を構成する上・下関節突起の関節突起間部の骨性連結が先天性要素に加えて、外力の繰り返しによって断たれた状態をいう（図7.2-2.2）。本症は青少年期のスポーツ愛好者に多く見られる。後屈時痛を特徴とし、L5に好発する。X線写真側面像、あるいは45°斜位像

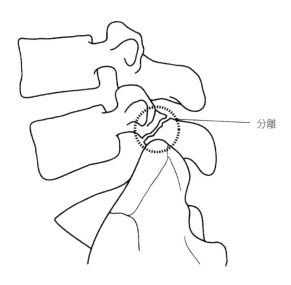

図7.2-2.2　脊椎分離症の模式図

後　編

で初めて診断される。主訴は腰痛または殿部痛で、運動・労作後に出現したり悪化する。

診察のポイント

後屈時や後斜屈時に痛みが誘発される。

下肢症状がみられることもある。

Ｌ5に好発するため、Ｌ5棘突起を圧迫すると強い痛みがあり、殿部に放散することもある。

治療のポイント

Ｌ5直側の椎間関節に高頻度（30～50 Hz）、間歇波、10～20分間の鍼通電療法を行う（第5章　2．35参照）。殿部に放散痛がある場合には大殿筋、中殿筋、小殿筋の圧痛部に同じように鍼通電療法を行う（第5章　2．16参照）。

青少年では、軽い痛みでもできるだけ早く治療を開始する。スポーツ活動を半年間制限し、軟性コルセットを装着させる。治療が早ければ骨癒合が起こる。スポーツを生きがいにしている青少年では、意気消沈してしまうことがあるので精神的サポートが必要である。成人では保存療法で骨癒合は生じないので、鍼治療などで痛みを抑えながらスポーツを続けることが多い。

医師への依頼

診察の結果、分離の存在が疑われた場合には診断をはっきりさせるために専門医に診察を依頼する。青少年の場合、痛みの正体を明確にしておかないと無理にスポーツを続け、治癒の機会を失ってしまうことになる。

（3）腰　痛　症

好発年齢

20～40代

基礎知識

筋・筋膜に起因するもので、画像診断では何も異常を示さない慢性腰痛の総称である。筋疲労や姿勢異常に起因する場合が多い。

診察のポイント

腰部に限局した痛みがあり、前屈で痛みが誘発されることが多い。筋膜表面に原因があるときには圧痛の深度が浅く非常に過敏である。また筋の慢性疲労状態にある患者では、脊柱起立筋や腰方形筋の過緊張が触知できる。

多くの患者では、腰椎の前弯増強や前弯消失がみられる。下肢症状や神経学的所見はみられない。

治療のポイント

圧痛が浅く過敏な場合には、鍼通電療法で痛みを誘発し治療を受け付けてくれないことが多い。この場合には浅い置鍼でも十分効果がある。筋の過緊張がみられる場合には高頻度

188

第7章　疾患各論

（30～50 Hz）、間歇波、10～20分間の鍼通電療法と温熱療法を行う。2～3回で治癒することが多いが、治療が長期化したものでは、脊椎の弯曲異常によるものや横突起痛、心身症などが含まれる。

（4）腰椎捻挫（ぎっくり腰）

好発年齢

20～60代

基礎知識

不意の動作、特に捻転動作で急性発症する。多くは椎間関節部の捻挫、もしくは椎間関節内への滑膜の嵌入によるとされている。また、椎間板ヘルニアである場合もある。

診察のポイント

発症のきっかけを聞くことによって原因を知ることができる。患者にどのような姿勢で発症したかを聞き、現在はどうすればどこに痛みが出るかを聞く。軽症者ではその姿勢を再現してもらうが、歩行や起坐動作に支障がある患者では問診で詳しく聞く。ただし、頻回に発症している患者では椎間板ヘルニアであったり、中高年者では椎間板の変性を伴っている場合がある。

治療のポイント

捻挫の部位は、椎間関節部・腰仙靱帯・仙腸関節・脊柱起立筋・筋膜など様々あるので、圧痛をよく確認し、高頻度（30～50 Hz）、間歇波で、10～20分間の鍼通電療法を行う。治療頻度は週に3回位で、動作時はコルセットを装着させ安静を保つよう指示する。1～2週間で緩解する。

3）高齢者の腰痛の特徴

高齢者では腰椎の骨萎縮・変形などの変性によるものが多く、ときには感染や悪性腫瘍の転移に由来するものがみられる。骨粗鬆症における腰椎圧迫骨折では急性発症を示し、一方腰椎の変形によるものでは慢性腰痛を呈する場合が多い。椎体および椎間関節の変性に起因する疾患として変形性脊椎症、腰椎分離・すべり症、脊柱管狭窄症などがある。

高齢者の腰痛は病態が複雑に重なっており、理解するのが難しい。各論に進む前に高齢者に特有な所見、および一般的注意事項について説明する。

（1）高齢者に特有な所見

高齢者の腰痛治療の方針を立てる上で、症状が急性発症か慢性発症か、痛みとADL障害の程度はどの程度か、神経根症状はあるか、などに注意して診察を行う。また、視診・触診においては脊柱の弯曲異常、棘突起の配列および筋群の状態に注目して行い、治療の適応と見通しの判断を行わなければならない。

189

後　　編

①腰部変性後弯

　腰痛で来院する高齢者で姿勢異常を有する患者は少なくない。このような症例を立位で観察すると、腰椎の生理的な前弯が消失あるいは後弯していることがある（図7.2-3.1）。軽度な場合には腹筋と伸筋群とのアンバランスによるものであるが、脊椎の変形、特に骨粗鬆症を基盤にした椎体圧迫骨折が生じると荷重が骨折部に作用し、後弯や側弯が生じる。脊柱の後弯が限局して増強した場合、脊柱後方組織への負荷が大きくなり、棘上・棘間・黄色靱帯、関節包、脊柱起立筋および筋膜に持続的な伸展が加わり痛みの原因となる。このような状態が脊柱全体にわたって進行すれば、身長の短縮が起こり、また骨盤が傾斜するため立位では股関節と膝関節が屈曲位をとるようになる（図7.2-3.2）。

②階段状変形

　腰椎すべり症が高度になると、すべりのある椎骨より上位の椎骨は前方に移動し、下位の椎骨は元の位置に残る（図7.2-3.3）。そのため棘突起の配列が階段状に変形する。

③筋肉の変化

　多くの患者で脊柱起立筋の過緊張がみられる。腰部変性後弯のみられる患者では筋萎縮が生じ棘突起が突出して見え、椎間関節部や脊柱起立筋の圧痛がみられる。長年にわたる前屈での労働姿勢が腰部伸筋群の阻血変性状態および弱化を引き起こし、これらが後弯の発症および痛みの原因と密接に関わっている。

④動作開始時痛

　椎間板症や変形性脊椎症、脊椎側弯症および後弯症では慢性的な脊柱起立筋部の痛みがあり、例えば朝起床時の痛みは特徴的である。

⑤持続姿勢による痛み

　立ち仕事や坐位姿勢を長時間行う際の鈍い痛みが主訴である場合、関節突起の変性に起因する椎間関節症であることが多い。この場合の特徴として、姿勢を変えることによって痛みが軽減することが挙げられる。

⑥神経根症

　脊柱管狭窄症、腰椎圧迫骨折、進行した変形性脊椎症、腰椎すべり症では下肢の神経根症状を呈することが多い。また腰部脊柱管狭窄症では骨性脊柱管の狭小化を基盤として、神経根や馬尾の圧迫症状を呈する。

　神経学的所見のある例とない例では、鍼治療による効果に違いがある。神経根症を有する腰痛では、より多くの治療回数と期間を要し、最終的な治療効果にも違いが生じる。例えば知覚低下が長期間にわたって残存することが多い。

⑦圧迫骨折

　骨粗鬆症の患者では、転倒などで尻もちをついて、脊椎圧迫骨折・大腿骨頚部骨折が生じることがある（図7.2-3.4）。腰椎や大腿骨頚部に骨折が生じた場合、高度なADL障害が発

第7章 疾患各論

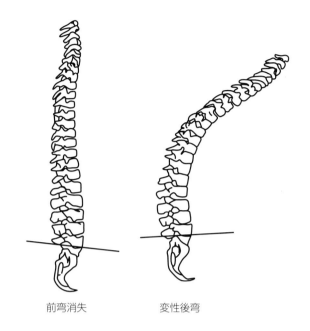

前弯消失　　　　　変性後弯

図7.2-3.1　高齢者の脊椎変形

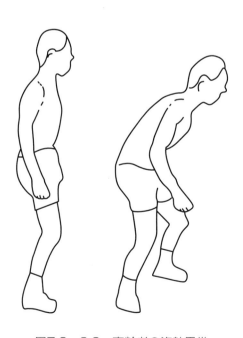

図7.2-3.2　高齢者の姿勢異常

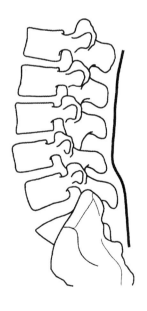

図7.2-3.3　階段状変形

191

後　編

生し、寝たきり状態のきっかけとなるケースも少なくない。

(2) 一般的注意事項

以下のような場合には医師の診断・治療が必要である。

①進行性の痛みや体動による激痛、夜間に激痛で目覚める場合

　転移性腫瘍の可能性があり、進行すると腰椎に腫瘍が触れられることがある。

②発熱がみられる場合

　感染症の疑いがある。

③結核の既往がある場合

　胸・腰椎結核（脊椎カリエス）の可能性がある。

④腰椎すべり症で1カ月以上治療しても痛みが軽減しない場合

　腰椎不安定性がある可能性があり手術が必要なことがある。

⑤両側性の神経症状、排尿・排便障害、麻痺がみられる場合

　緊急的に手術を要する。

⑥神経学的検査所見と症状が合わない場合

　症状と神経学的所見が矛盾するような場合、内臓からの反射性の放散痛（関連痛）が疑われる。内科的な検査を要する。

⑦基礎疾患（高血圧や糖尿病など）の合併があり、治療を受けていない場合

　基礎疾患の治療を要する。

⑧治療効果がまったくないまま2週間以上経過したり、治療後痛みが増強する場合

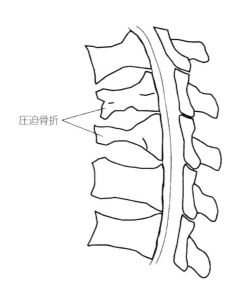

図7.2-3.4　椎骨圧迫骨折の模式図

第7章　疾患各論

病態の捉えかたが間違っている可能性がある。腰痛を起こす疾患には、本書で挙げたもの以外にも多数存在するため医師の診察をあおぎ、その結果をふまえて方針を立て直す必要がある。

4）高齢者にみられる腰痛

（1）骨粗鬆症

好発年齢

50歳以上

基礎知識

老人性、内分泌性、先天性、栄養性など種々の原因によって骨量が減少する。なかでも老人性骨粗鬆症がもっとも多い。女性に多く、円背を伴い、胸・腰椎部の慢性的な鈍痛を訴える。

転倒などちょっとした外力で、脊椎圧迫骨折・大腿骨頚部骨折・橈骨遠位端骨折が生じる。腰を捻ったり重い物を持つなどの動作や、しゃがんで草取りをする姿勢をとっただけで椎体の圧迫骨折を来すことがある。圧迫骨折による急性腰痛では、強い腰痛が急に発症し、歩行困難となり仰臥位をとることもできなくなる。

診察のポイント

胸腰椎移行部骨折部（Th9‐L2）に鈍痛を訴え、同部の脊柱起立筋に過緊張と圧痛がみられる。

圧迫骨折を併発した例では、高位に一致した圧痛・叩打痛が著明であり、脊柱起立筋の過緊張がみられる。圧迫骨折がみられる例では、仰臥位をとることができないので、側臥位にして観察すると脊柱起立筋と腰方形筋に非常に強い緊張が診られる。

治療のポイント

背腰痛に対しては、Th9‐L2の高さで脊柱起立筋に硬結がみられるので、これに高頻度（30〜50Hz）、間歇波で、10〜20分間の鍼通電療法を行う。圧迫骨折による放散痛を伴う患者では、脊柱起立筋、腰方形筋、大殿筋、中殿筋、大腿筋膜張筋など、放散痛が及んでいる領域に同じように鍼通電療法を行う。

本症の治療は平均10回程度の治療で痛みの変動がなくなり、安定はするが患者の満足度は60％くらいである（山口，他，1996）。

背腰痛は治療直後に効果が認められ、2〜3日持続する。脊柱変形や圧迫骨折のみられない症例のほうが治療成績が良い。

医師への依頼

医師の治療を受けていない患者には専門医を紹介し、治療方針の決定のため診断と治療を依頼する。X線写真だけでなく、骨塩量の測定は今後の治療法と生活指導に大きな示唆を与

後　編

える。再発と進行を予防するため、転倒しないよう十分な配慮や栄養指導、運動療法が必要な場合がある。

（2）変形性脊椎症

好発年齢
45歳以上

基礎知識
椎間板変性、椎体の骨棘形成を中心としたX線所見による病名で、初期には症状を発症するとは限らない。変性の進行に伴って椎間関節にも変性が生じ、腰椎の不安定性が生じる（図7.2-3.5）。変形そのものが痛みの原因になるわけではなく、椎間板の変性に伴う周囲の筋や椎間関節部の痛みと神経根症による症状が問題となる。腰痛の特徴は、起床時など動作を始めるときの痛みである。神経根症は、腰椎変性がおそらく十数年をかけて腰椎全体にわたるにつれて複数の高位レベルの症状が出現する。

診察のポイント
脊柱起立筋の過緊張、椎間関節部の圧痛がみられる。
神経学的な検査は有用であるが、ラセーグ徴候は明確でないこともある。

治療のポイント
動作開始時痛に対しては、赤外線などで暖めながら脊柱起立筋（第5章　2．14参照）、腰方形筋（第5章　2．15参照）に高頻度（30〜50Hz）、間歇波で、20〜30分間の鍼通電療法を行う。高齢の女性で脊椎の後弯がある場合には、これらの筋は萎縮して横突起や椎間関節

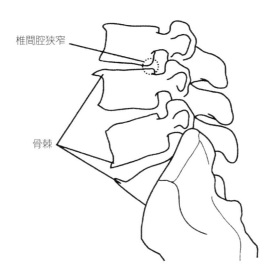

図7.2-3.5　変形性脊椎症の模式図

が直接触れられる。萎縮した筋を慎重に探り、鍼通電療法を行えば効果は得られる。

本症による疼痛は比較的長期の治療を要するが、週2回で1～2カ月程度の治療で80%程度の満足度に達する。変形が高度な症例では、痛みは緩解しても腰椎のROMが完全に回復することは困難である。

本症の神経根症のうち知覚鈍麻、しびれ感、筋力低下、腱反射減弱といった症状は残存する傾向が強い。筋の過緊張による痛みに対しては比較的良い成績を示す。また変形の進行度と鎮痛効果との間にはあまり関係がない（山口, 他, 1996）。

(3) 腰椎すべり症（変性すべり症）

好発年齢

15～70歳

基礎知識

椎間板変性を基盤とし、椎骨が前方に転位する。L4/5間で好発する（図7.2-3.6）。分離を伴ってすべりが生じるものを分離・すべり症という。動作時痛を主訴とする。持続的な痛みを訴え、起床時や前屈姿勢の後に増強し、歩行や仰臥位姿勢の維持もできなくなることがある。殿部や下肢に放散痛を生じることがある。

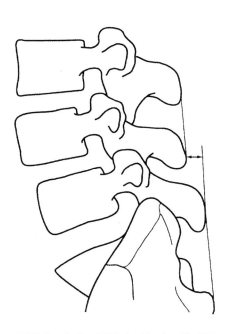

図7.2-3.6　腰椎すべり症の模式図

後編

診察のポイント

触診上は棘突起の階段状変形と周囲の筋の過緊張、そして棘突起の非常に強い圧痛が特徴的である。初診時は痛みが強いため詳しい診察を行うことが困難であり、触診上の所見が有力な手がかりとなる。

治療のポイント

階段状変形のみられる棘突起の直側と脊柱起立筋（第5章 2．14参照）、腰方形筋（第5章 2．15参照）に高頻度（30〜50 Hz）、間歇波で、20〜30分間の鍼通電療法を行う。放散痛があれば、殿部の筋や大腿筋膜張筋などに同様に鍼通電療法を行う。

軽度な症例では、根気強く治療を続ければ平均1〜2カ月程度の治療で患者の満足度は90％くらいにまで達する（前野ら，1991）。

（4）腰部脊柱管狭窄症

好発年齢

50歳以上

基礎知識

脊柱管が先天性あるいは後天性に狭小化し、後天性のものは発育性のものと椎体の骨棘形成や椎間板ヘルニアによる脊柱管狭窄である（図7.2-3.7）。歩行時に両側の下肢にしびれが生じ、前かがみで休むと消失する（間歇性跛行）。間歇性跛行とは、ある距離を歩くと下肢に生じる痛みのために歩行を続けることができなくなり、しばらく休憩すると歩行可能となるが、また歩行すると同様の痛みが出現する症状をいう。その原因は、腰椎前弯が増強することによって脊柱管内の神経および血管が圧迫されることによるといわれている。また、患者の下肢の血行動態が健康人と異なることが知られている。症状の出現の仕かたによって3つに分類される。神経根型は単根性障害で、下肢・殿部の疼痛が出現する。馬尾型は多根性障害で、殿部・下肢・会陰部の異常感覚を呈する。混合型は多根性障害で、神経根型と馬尾型の両方の症状がみられる。

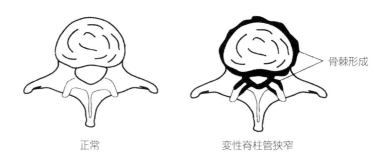

正常　　　　　　変性脊柱管狭窄

図7.2-3.7　脊柱管狭窄症の模式図

第7章　疾患各論

診察のポイント

問診によって間歇性跛行の存在が聞き出された場合、本症の可能性が高い。

下肢の皮膚温の低下や足背動脈の拍動の減弱がみられることがある。

下位腰椎の椎間関節の圧痛、腰椎の後屈制限がみられるが、前屈位での自転車こぎは支障なくできる点も特徴の1つである。

治療のポイント

椎間関節部の低頻度（2 Hz）、連続波で、20～30分間の鍼通電療法がもっとも効果的であるといわれている（第5章　2. 35参照）。本症に対する鍼通電療法の効果はタイプ別にみると、神経根型が馬尾型、混合型に比べて成績が良い傾向を示し、臨床症状の改善もみられる（粕谷, 1993）。

3．股 関 節

1）股関節疾患の特徴

股関節に何らかの疾患を持つ患者の訴えは、痛み、ROM制限、歩行の異常、ADLの障害である。

股関節疾患の原因を大別すると、先天異常（先天性股関節脱臼）、外傷（外傷性股関節脱臼）、炎症（単純性股関節炎）、感染症（化膿性股関節炎、結核性股関節炎）、腫瘍、変性（変形性股関節症）、壊死（ペルデス病、大腿骨頭無腐性壊死）に分けられる。これらの中には症状が非常によく似ていて、医師の診察なしには区別がつきにくいものがある。症状や治療経過に疑問を感じたら、すぐに専門医に相談あるいは診察を依頼するべきである。

以下に、鍼治療の適応とはならないが注意すべき疾患あるいは事項を説明する。

（1）日常生活の注意点

先天性股関節脱臼や小児期に罹患した疾患は、適切に治療されていなければ二次性の変形性股関節症（変股症）に移行する確率が高い。変股症の併発を予防するためには、医師による治療だけでなく、両親や学校の先生の協力のもとADLを改善することが必要である。すなわち、股関節への負担をできるだけ軽減するためスポーツ活動を軽減させたり、症状が増悪すれば装具を使用するなどの処置が必要である。成人では肥満にならないように体重をコントロールし、移動の際には乗り物や杖（傘でもよい）を使用したほうが良い。

（2）注意すべき疾患

①ペルデス病

2～12歳（特に4～7歳）に好発し、大腿骨近位部骨端部の阻血性壊死を起こす。治療には、5～6年を要する。

②大腿骨頭無腐性壊死

後　編

　成人において大腿骨頭の阻血性壊死を起こす疾患である。大腿骨頭の陥没変形から二次性の変股症に至る。

③骨腫瘍

　股関節周辺に発生する腫瘍は、良性と悪性のものがある。良性骨腫瘍では骨嚢腫、線維性骨異形成、骨軟骨腫、骨巨細胞腫が多くみられる。症状としては、一般には所見があまりなく運動後の股関節の鈍痛、違和感、跛行程度である。悪性腫瘍では軟骨肉腫、骨肉腫、Ewing肉腫が好発する。初発症状として運動・階段昇降時の疼痛が多く、腫脹、熱感、静脈の怒張、ROM制限が出現する。坐骨神経痛を起こすこともある。

④大腿骨頚部内側骨折

　60歳以上の高齢者にみられる。転倒、あるいはちょっとした外力で容易に骨折が起こる。

　股関節疾患は、他の関節疾患に比較すると鍼治療に訪れる割合は少ないが、変股症は来院する機会が少なくない。ここでは変股症をとりあげる。

2）変形性股関節症（変股症）

好発年齢

　一次性の場合は50歳以上でみられることが多いが、二次性では原因疾患によって異なり一定しない。

基礎知識

　原因不明の一次性股関節症と他の原因による二次性股関節症に分けられる。一次性股関節症は、退行性変化に伴う関節軟骨の変性、関節支持組織の破綻が生じ、さらに長期間にわたる力学的な因子が作用して骨棘形成、変形、修復が生じる。二次性股関節症は、先天性股関節脱臼、ペルデス病など基礎になる疾患から発症する。主訴は疼痛、ROM制限、歩行障害である。疼痛は、鼡径部に始まることが多く、殿部・大腿部・膝上部にまで及ぶことがある。ROM制限は、初期には痛みによる制限が生じ、変形が進行すると内旋、外転そして屈曲、伸展制限が起こる。歩行障害は、疼痛、筋力低下、患側下肢長の短縮によって生じる。

診察のポイント

　痛みの程度と股関節ROM制限、脚長差を調べる。まず、痛みとROM制限の程度を調べるため、パトリックテスト（第6章　7．2参照）を行う。パトリックテストの肢位が可能で、軽度の痛みとROM制限がみられる程度（初期）なら治療対象となる。パトリックテストの肢位をとることが困難で、脚長差がある場合は変形が進行している可能性があるので、あまり適応とならないことが多い。脚長差の評価は、棘果長（上前腸骨棘から脛骨内果までの距離）を左右比較し、患側で短縮がみられるかどうかで判断する。患側下肢の短縮が確認できたら触診で大転子の位置を左右比較する。患側で大転子が高位になっていれば、変形が生じてい

ることを示唆している。さらにトーマステスト（第6章 7．1参照）を行い、股関節の拘縮が確認できれば進行期または末期の変股症と考えられる（図7.3−2.1）。

治療のポイント

初期のもので適応となる。股関節への鍼通電療法は、高頻度（30〜50 Hz）、間歇波で、10〜20分間行う（第5章 2．37参照）。また、大腿部への放散痛に対しては、大腿神経、閉鎖神経（第5章 2．30参照）への、また殿部痛には中・小殿筋（第5章 2．16参照）への低頻度（2 Hz）、連続波、20〜30分間の鍼通電療法を行う。歩行障害がある場合には杖歩行を指導し、肥満傾向のある患者には体重のコントロールを指導する。

医師への依頼

鍼治療によって2週間治療して効果がなければ、医師の診断をあおぎ方針を立て直す。股関節疾患はどれも症状が似ている上、危険性の高い疾患も考えられ、それらは画像診断によって初めて病態がわかるものが多い。また、進行期あるいは末期の可能性のある変股症は整形外科的治療が必要である。

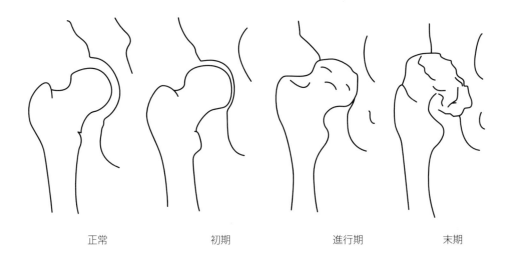

図7.3−2.1　股関節変形の進行
変形の進行にともない、関節裂隙の狭小化、関節面の破綻がみられる。

４．膝 関 節

１）膝疾患の特徴
（1） 年齢と膝疾患

　膝関節に発生する疾患は年齢によってある程度の特徴がある。小児期には成長に伴う原因不明の膝痛がよくみられる。10代半ばの成長期には、骨端症の一種であるオスグッド・シュラッター病（オスグッド病）がみられる。オスグッド病は、スポーツ活動によって発症が誘発されることが多く、脛骨粗面における疼痛、炎症と腫張によってスポーツができなくなる。青年期には、やはりスポーツや肉体労働によって、靱帯損傷や半月板損傷が発生しやすい（『スポーツ傷害のハリ療法』医道の日本社 参照）。中高年層の運動不足の人が急に山登りやハイキングをした後に発症する膝前面の痛みは、膝蓋大腿関節障害によるものである。高齢者で特に問題になるのは変形性膝関節症で、ADL障害の原因になる。また慢性関節リウマチは高度な膝変形をもたらし、しばしば寝たきりの原因にもなる。

（2） 膝の腫瘤
①腫　　瘤

　棚（タナ）障害では膝蓋内側部に腫瘤として触れられ、屈伸すると軋轢音や痛みが出現する。

　膝蓋靱帯の後面で死腔を埋めている膝蓋下脂肪体は炎症によって膨化し、膝蓋靱帯両側で触れられることがある。これを膝蓋下脂肪体炎（Hoffa病）といい、小外傷の慢性的な経過によって発生する。

　腫瘤と間違いやすいものとして腓腹筋外側頭に後天的に発生する種子骨(ファベラ)がある。これは指頭大の骨で総腓骨神経の枝を圧迫し、痛みとROM制限を起こすことがある。

②腫　　瘍

　膝関節は腫瘍の好発部位でもあり、ときに癌細胞が腹部内臓器から遠隔転移を起こし、膝周辺の痛みを訴える原因となることがある。関節腔内の腫瘤あるいは腫瘍として、孤立性脂肪腫、樹枝性脂肪腫、ガングリオン、線維腫、限局性結節性滑膜炎などがある。これらの診断は、関節鏡および組織検査によって行われる。稀に腓骨頭など骨の腫脹として認められることがある。関節内に原発する悪性腫瘍はほとんどみられない。

（3） 関節水腫

　膝関節には滑液包が多く、物理的・化学的刺激が加わると滑液の分泌が亢進し関節水腫となる。外傷によって出血が混じると関節血腫となる。細菌感染によっても水腫が生じるため、水腫の原因追究には注意を払う必要がある。膝窩にみられる腫張は、ベーカー嚢腫と呼ばれる膝窩滑液包の水腫であることが多い。稀に膝窩動脈瘤がみられるが、拍動性であるため鑑

別可能である。

（4）関　節　音

　膝関節が鳴る症状は、傷害されている組織によって音の性質に特徴がある。例えば、半月板損傷がある膝でマクマレーテストを行ったときには「パキッ」という音が聞こえ、膝を屈伸したときには大腿骨が不整な関節面を通過する際に生じる「ポーン」という弾ける音が聞かれ、また、膝蓋大腿関節の変形で屈伸時に聞かれる「バリバリ」という音がある。音の表現法として短い高めの音は、click、snapping、長い低めの音は、捻髪音crepitation、または軋轢音、弾ける音はpopなどと表現する。

（5）膝くずれ　giving way

　歩行時に膝がガクッと折れてしまう症状は、関節腔内で半月板断裂部が挟まることで大腿脛骨関節の滑り運動が生じることによる。この現象をgiving wayという。また、大腿四頭筋の筋力低下による膝折れ現象と区別することがある。

　膝疾患は非常に種類が多いが、鍼灸でもっとも遭遇する頻度が高いのは変形性膝関節症である。次に簡単に要点を整理する。

2）変形性膝関節症

好発年齢

　45歳以上

基礎知識

　変形性膝関節症（osteoarthritis of knee：膝OA）は膝疾患の中でも非常に多くみられる。本症は関節軟骨の変性、磨耗に始まり、軟骨下骨の硬化、骨棘や骨嚢胞の形成、関節水腫、軟部組織の弛緩および関節面の不整により関節変形に至る。発症の直接的な原因には力学的な要素が大きいと考えられているが、近年本症におけるサイトカインの働きが明らかにされつつある。外傷など明らかな原因によって発症するものを二次性といい、それ以外のものを一次性という。また肥満や肉体労働などの職業性因子も発症に関与している。男女比は１：４で女性に多く、高齢になるほど罹患率は高くなる。

　症状は、疼痛（初期では動作開始時痛）とROM制限である。また約３割に関節水腫がみられる。進行すると歩行時、階段昇降時または安静時にも痛みを感じる。これらの痛みは、牽引（機械的刺激）や炎症物質（化学的刺激）が関節包を刺激することによって、関節周囲に分布する感覚神経が刺激されることによって生じる。

診察のポイント

　まず、大腿脛骨関節型（FT型）か膝蓋大腿関節型（PF型）かを区別する（図7.4−2.1）。

　FT型であるかを調べるには、大腿骨内顆間距離を測定し関節裂隙および内側膝蓋支帯の

後　　編

圧痛を調べる。大腿骨内顆間距離は、患者に踵と内果をそろえて立ってもらい、術者は大腿骨内顆間の距離を指で測る。初期では、この距離は0か1～2横指であるが、進行すると3～4横指以上となり、さらに進行すると10横指というケースもある（図7.4－2.2）。

　PF型を調べるには、膝蓋骨圧迫テスト（第6章　8．1参照）を行い、膝蓋骨周囲の圧痛を調べる。

　いずれの型でもROMの測定は重要である。初期には痛みと筋のスパズムによる軽度の制限がみられるが、変形が進行すると高度の制限がみられる。

　次に、筋萎縮の有無を確認する。大腿四頭筋（第5章 2. 21参照）、ハムストリングス（第5章 2. 20参照）の萎縮の有無を抵抗運動によって調べる（第5章 2. 21参照）。さらに、大腿周径を計測（膝蓋骨上端より上方10cmで計測し、左右を比較する）し、左右差が1cm以上あれば、周径が小さい側に大腿四頭筋萎縮があると判定する。ところが、一次性膝OAの場合は大半が両側性に発症するため、両側に筋萎縮が生じていることが多いので、この方法では正しい評価が下せないこともある。

　また、膝OA患者の約30％に関節水腫がみられる。関節腔に過剰な関節液が貯留しているかどうかを調べるために膝蓋跳動検査を行う（図7.4－2.3）。

治療のポイント

　鎮痛と筋萎縮の予防が中心となるため、圧痛点の高頻度（30～50Hz）、間歇波、10～20分間の鍼通電療法と大腿四頭筋やハムストリングスの低頻度（2Hz）、連続波、20～30分間の鍼通電療法を行う。週に2～3回の治療が望ましい。炎症症状が強くない限り、ほとんどの症例で痛みが軽減する。内反変形が明確な例では、歩行などによる筋疲労や過緊張が股関節や腰椎部の筋にも及ぶ。したがって鍼通電療法の対象となる筋は、大腿筋膜張筋、大殿筋など触診や自覚症状を手がかりに広範囲になる。

　また、大腿四頭筋の等尺性筋収縮訓練を行う。肥満があれば減量指導を行い、可能であれば荷重労働は避けることを勧める。変形がある程度進行した例では、治療を継続することによって痛みはある程度治まるが、階段を降りるときの痛みやROM制限は残ったまま改善がみられないことが多い。著しい変形がある例では、関節変形や筋萎縮が激しいため、鍼灸や保存療法だけでは緩解することはない。治療直後にやや痛みが軽減し、膝を動かしやすい感じがする程度で効果の持続はみられない。歩行障害がある場合は、膝サポーターを使用し、杖歩行を指導する。また自宅を和式から洋式へ、つまり畳や床での立ち座りのない生活に切り替えるなどの環境改善が必要になる。

医師への依頼

　基本的には鍼治療を続けているのにほとんど効果がみられないときに膝の専門医に依頼する。
①炎症が強い時
　いつも水が貯まっている状態を放置していると、関節水腫自体が痛みの原因になり、運動

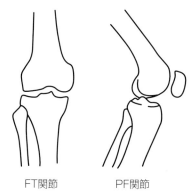

図7.4−2.1 大腿脛骨関節と膝蓋大腿関節
大腿脛骨関節（femoro-tibial joint：FT関節）
膝蓋大腿関節（patello-femoral joint：PF関節）

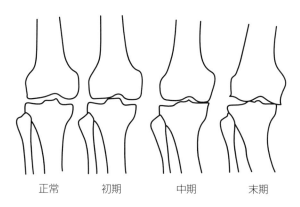

図7.4−2.2 膝関節変形の進行
　初期：顆間窩隆起の尖鋭化
　中期：関節裂隙の消失
　末期：関節亜脱臼

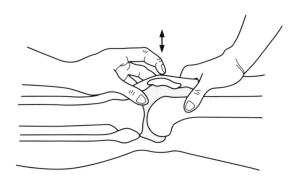

図7.4−2.3 膝蓋跳動

後　編

性を低下させる。執拗な関節水腫がある例では、RAテスト（リウマトイド因子の検索をする検査：慢性関節リウマチや他の膠原病で陽性）やCRP（C反応性蛋白：炎症マーカーの代表）が陽性になることがある。またX線撮影の結果、遊離軟骨が関節腔内に見つかることもある。

②変形が高度なとき

　変形が強く歩行などに大きな支障を来す場合には、手術療法の可能性も含めて患者とよく相談し、専門医を紹介する。放置しておけば寝たきり状態になり、うつ状態になることさえある。

③筋萎縮が高度

　高齢になるほど膝だけでなく腰椎や股関節も同様に変形してくる。そのため、大腿四頭筋や腓腹筋などの萎縮の原因が不明確になることがある。神経学的検査を行うとともに、全体的な病態把握をしておく必要がある。そのためには、膝以外の腰椎や股関節の状態を医師に診察してもらい、鍼だけで治療を続けてよいか意見を求める。

④基礎疾患があるとき

　高齢者では、高血圧症や糖尿病など、複数の疾患を抱えていることが多い。鍼治療を行う場合、このような疾患の医学的管理が行われていることが前提となる。すなわち、全身管理を放置して膝の治療にだけ専念することは長期的にみて良い結果をもたらさない。患者が医師の治療を定期的に受けているかを詳しく聞き出し、もしそうでなければ医師を紹介する。

5. 足関節

1）足部疾患の特徴

足部における患者の訴えは、痛み、形態異常、歩行異常である。

（1）痛 み

痛風や骨髄炎などの炎症性疾患では、急性発症する鋭い痛みが特徴であり、足根洞症候群、扁平足、陳旧性の靱帯損傷では、足関節部の鈍痛、疲労感を訴える。足根管症候群や腫瘍では、夜間痛が特徴である。靴をはいたときの痛みは、外反母趾、モートン病、中足骨痛が考えられる。

（2）形態異常

前足部では、筋力低下や靱帯の弛緩によって開張足が生じることがある（図7.5-1.1）。開張足とは、正常な前足部にみられる横方向のアーチが消失し、中足骨骨頭が水平となるか底面凸の変形を呈し、外見上前足部が左右に広がって見える。第2～4中足骨骨頭部の底面にたこを生じ、歩行時痛を訴える。また、前足部では内・外転変形が生じる。足の後方部では、踵骨の内・外反、内側方ではアーチの変形によって扁平足や凹足を呈する。外反母趾は、母趾が中足趾節関節で外側（腓骨側）に屈曲している状態で開張足を伴うことがある。

（3）歩行の異常（跛行）

下腿や足部に痛みがあると反射的にそれを避けて歩行するため、歩行の立脚位に短縮が生じる。これを有痛性歩行という。足部の痛みでは、外反位、内反位、尖足位での歩行がみられ、患側での立脚位が短くなる。足先を内方に向けて歩く状態を「うちわ歩行」といい、下肢・足部のアライメントの異常、麻痺性疾患による筋力の不均衡が原因である。

捻挫、アキレス腱炎などスポーツ傷害に関連した項目は『スポーツ傷害のハリ療法』（医道の日本社刊）に説明を譲る。

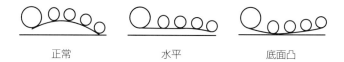

図7.5-1.1　開張足の模式図

後編

2）変形性足（距腿）関節症

好発年齢
多くは60歳以上にみられるが、二次性のものでは若年層にもみられる。

基礎知識
足関節では一次性関節症は少なく、外傷特に外側靱帯断裂後に生じる二次性のものがほとんどである（図7.5－2.1）。症状は、痛みによる跛行とADL障害である。腫脹は足関節前面に生じる。

診察のポイント
本症に罹患した高齢者を立位で観察すると、OAによる膝の内反変形に合併して足関節も尖足ぎみに変形している例が多い。

圧痛は、足部では距腿関節前面から足背部（長指伸筋腱）、下腿では腓骨筋および長指伸筋に及ぶ。また、内果、外果下方にも圧痛がみられる。

ROMは、内反しは可能であるが、背屈は制限されていることが多い。

腫脹と熱感が関節前面、内果の下にみられる。

筋を触診すると腓腹筋、前脛骨筋、長指伸筋など下腿筋群に圧痛と過緊張がみられる。

治療のポイント
圧痛には、高頻度（30～50 Hz）、間歇波で、10～20分間の鍼通電療法を行う（第5章 2.39参照）。下腿の筋群に対しては、低頻度（2 Hz）、連続波で、20～30分間行う。跛行がみられる場合には、杖歩行を指導し、肥満傾向がみられる時には体重のコントロールを指導する。

医師への依頼
痛みと腫脹が激しい場合は、症状が類似した他の疾患との鑑別を要する。悪性腫瘍が転移した例が稀にみられるので注意を要する。

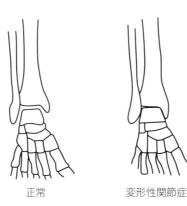

正常　　　変形性関節症

図7.5－2.1　足関節の変形
距腿関節に裂隙の狭小化がみられる

●参考文献

〈第1章〉

池園悦太郎：鍼麻酔の臨床と基礎. 第19回日本医学界総会シンポジウム, 克誠堂出版, 東京, p38, 1975.

鹿取 信, 海老原昭夫：標準薬理学 第4版. 医学書院, 1995.

Kane K. and Taub A.：History of local electrical analgesia. Pain 1：125-138, 1975.

宮沢康朗, 他：鍼治療学の基礎と臨床. 1. 鍼麻酔. 群出版, 東京, 1980.

大槻房蔵：Pain Clinic に於けるEAP（electric acupuncture）の効果. 日本良導絡自律神経雑誌, 146：22-32, 1968.

芹澤勝助, 他：リハビリテーションにおける東洋系物理療法の臨床応用（第1報）. リハビリテーション医学, 2（4）：267-268, 1965.

山口眞二郎, 他：麻酔ラットの胃運動に及ぼす鍼通電刺激の影響. 自律神経, 33；39-45, 1996.

〈第2章〉

桂井 誠 監修：ハンディブック電気. Ohmusha, 1997.

北出利勝, 他：波形の相違からみた電蝕について. 日鍼灸誌 25（2）：305-309, 1976.

北出利勝, 他：低周波置針療法時におけるハリの電蝕について. 東洋医学とペインクリニック 7（4）：314-321, 1977.

小林 勝, 相川貞男：針通電刺激における通電波形と針電極の腐食について. 精神医学研究所業績集 20：51-59, 1976.

南川正純, 他：原子吸光分析装置を用いたハリの電蝕に関する検討. 自律神経雑誌 25（1）：14-17, 1978.

高塚永太郎, 他：通電針治療に関する基礎的研究-(1)プラス通電による針の電解腐食に関する検討-. 麻酔 24：799-804, 1974.

〈第3章〉

朴 勺, 友吉唯夫：CT scan にて診断しえた腎内鍼針. 西日泌尿, 47（2）：539-542, 1985.

Ernst, E., White, A. Life-threatening adverse reactions after acupuncture? A systematic review. Pain, 71；123-126, 1997.

Fujiwara H., et al.：The influence of low frequency acupuncture on a demand pacemaker. Chest 78（1）：96-97, 1980.

長谷川 修, 他：鍼治療後に埋没針が中枢神経に遊走し次々と神経症状を呈した1例. 臨床神経学, 30（10）：1109-1113, 1990.

古橋正吉：院内感染を防ぐ手洗いと消毒のコツ. 初版, 日本医事新報社, 1990.

岩坪英二, 中山 宏：鍼針による原発性尿管結石. 西日泌尿, 33（2）：212-215, 1971.

川喜田健司、中村行雄. MEDLINEによる鍼の有害作用に関する有害作用の紹介. 全日鍼灸誌, 47；196-204, 1997.

小林寛伊 監修、鍼灸治療における安全性ガイドライン委員会 編：鍼灸治療における感染防止の指針. 第1版, 医歯薬出版. 1999.

丸岡伸比古, 他：折れた針治療針による脊髄損傷の1例. 脳神経外科, 14（6）：785-787, 1986.

●参考文献

森 一郎, 中原昭文：子宮に針2本. 産科と婦人科, 45(8)：1249-1253, 1978.

中村　博：鍼と気胸. 日本胸部臨床, 44(8)：611-619, 1985.

贄田茂雄, 他：鍼による心外傷の1例. 胸部外科, 26 (12)：881-883, 1973.

POPS 編：院内における効果的消毒法の実際.初版, 薬業時報社, 1989.

桜井靖久：医用工学ME の基礎と応用. 初版. 共立出版, 1981.

佐々木寛, 他：針治療による脊髄および神経根損傷の2例. 脳神経外科, 12 (10)：1219-1223, 1984.

Yamashita H., et al., Adverse events in acupuncture and moxibustion treatment：a six-year survey at a national clinic in Japan. The Journal of Alternative and Complementary Medicine 5（3）229-236, 1999.

〈第4章〉

浅田 博, 他：皮膚の振動刺激で誘発される指屈曲反射に対する鍼刺激効果. 全日鍼灸誌 34：175-185, 1985.

Ernst M. and Lee M.H.M.：Sympathetic vasomotor changes induced by manual and electrical acupuncture of the hoku point visualized by thermography. Pain 21：25-33, 1985.

花岡一雄, 他：痛みの概念の整理. 真興交易医書出版部, 1996.

Honma S., et al.：Inhibitory effect of acupuncture on the vibration-induced finger flexion reflex in man. Neurosci Lett 19：209-212, 1980.

Jansen G., et al.：Acupuncture and neuropeptides increase cutaneous blood flow in rats. Neurosci Lett 97：305-309, 1989.

川喜田健司：鍼灸刺激の末梢受容機序におけるポリモーダル受容器の役割. 明治鍼灸医学, 6：23-35, 1990.

小林 聰, 他：鍼刺激によるラット心拍数減少反応の反射機序の検討. 全日鍼灸誌, 48：120-129, 1998.

Loaiza LA,, et al.：Vasodilatation of muscle microvessels induced by somatic afferent stimulation is mediated by calcitonine gene-related peptide release in the rat. Neurosci Lett 333：136-140, 2002.

Loaiza LA, et al.：Electro-acupuncture stimulation to muscle afferents in anesthetized rats modulates the blood flow to the knee joint through autonomic reflexes and nitric oxide. Auton Neurosci: Basic and Clinical 97：103-109, 2002

三浦敏弘：鍼刺激による動的筋持久力増大現象について.明治鍼灸医学, 1：117-124, 1985.

宮本俊和：スポーツ障害に対する鍼治療(4). 理療 21(4)：1-8, 1992.

Mori H., et al., ：Electro-acupuncture stimulation to a hindpaw and a hind leg produces different reflex responses in sympathoadrenal medullary function in anesthetized rats. J Auton Nerv Syst 79：93-98, 2000.

Nishijo K., et al.：Decreased heart rate by acupuncture stimulation in humans via facilitation of cardiac vagal activity and suppression of cardiac sympathetic nerve. Neurosci Lett 227：165-168, 1997.

Noguchi E., et al：The effect of electro-acupuncture stimulation on the muscle blood flow of hindlimb in anesthetized rats. J Auton Nerv Syst 75：78-86, 1999.

野口栄太郎, 他：鍼通電刺激によるラット皮膚血流の変化とその神経性機序 - 筋・腎血流との比較 - 自律神経 37(3)：440-448, 2000.

Ohsawa H., et al.：Neural mechanism of pupillary dilatation elicited by electro-acupuncture stimulation in anesthetized rats. J Auton Nerv Syst 64：101-106, 1996.

尾崎昭弘, 他：外受容性振動誘発指屈曲反射を指標とした経穴の組み合わせ鍼刺激効果. 全日鍼灸誌, 33：339-345, 1984.

佐藤昭夫, 他：自律機能生理学. 金芳堂, 1995.

●参考文献

Sato A, Sato Y. and Schmidt R.F.：The impact of somatosensory input on autonomic functions. Review of physiology biochemistry and pharmacology 130. Springer, 1997.

Sato A., et al.：Calcitonin gene-related peptide produces skeletal muscle vasodilation following antidromic stimulation of unmyelinated afferents in the dorsal root in rats. Neurosci Lett 283：137-140, 2000.

Strux G. and Pomeranz B.：Basics of acupuncture. 4th Ed. Springer, 1998.

Takakuura N., et al.：Vibration-induced finger flexion reflex and inhibitory effect of acupuncture on this reflex in cervical spinal cord injury patients. Neurosci Res 26：391-394, 1996.

山口眞二郎, 大島宣雄：鍼刺激および鍼通電刺激による末梢循環および微小循環反応. 全日鍼灸会誌 52：103-114, 2002.

横山裕久, 他：等速性運動による一過性の筋力低下に対する低周波鍼通電・TENS の影響. スポーツ鍼灸論文抄録集, 20-23, 1995.

〈第5章〉

金子丑之助：日本人体解剖学. 第1巻. 18 版, 南山堂 1982.

ジョン・H. ウォーフィル（矢谷令子）：図説筋の機能解剖. 第4版, 医学書院, 1993.

森 優：分担解剖学 1巻, 9版, 金原出版, 1985.

〈第6章〉 他は本文中に記載

露口雄一, 政田和洋：図解整形外科理学診断ガイド. 文光堂, 第1版, 1998.

〈第7章〉

藤井英夫, 前沢範明：足診療マニュアル. 医歯薬出版, 1993.

井村慎一, 松永隆信：股関節診療ハンドブック, 南江堂, 1990.

辻陽雄, 石井清一：標準整形外科学. 第6版, 医学書院, 1996.

粕谷大智, 他：腰部脊柱管狭窄症に対する鍼治療の臨床的研究. 第3回世界鍼灸学術大会 抄録集 278, 1993.

腰野富久：膝診療マニュアル. 第4版, 医歯薬出版, 1992.

前野利彦, 他：骨粗鬆症によると思われる椎体圧迫骨折に腰椎すべり症を合併した一例. 医道の日本 50(4)：6-10, 1991.

山口眞二郎, 他：運動器疾患に対する低周波鍼通電療法(4) -高齢者の腰痛- 理療 26(1)：13-19, 1996.

●索　引

A
acupuncture analgesia　6
acupuncture anesthesia　4
ADL障害　190

B
Beckの3徴候　24
Bonnet sign　154
Bragard sign　154

C
central nervous system　29
CGRP　33
Constant　34
crepitation test　166
Cross finger テスト　180

D
De Quervain 狭窄性腱鞘炎（De Quervain 病）　63, 64, 153, 184

E
EAP　4
efferent pathway　30
Electric acupuncture　4
Ely test　114

F
Fabere sign　164
femoral nerve stretch test　185
FNS テスト　156, 185
Froment 徴候　180, 182
FT 型　201

G
giving way　201

H
hamstrings tightness　86

high frequency　12
high　35

I
Intermit　34

L
low frequency　12
low　35

M
Mixed　34

O
osteoarthritis of knee　201
Output　35
Output intensity　34

P
PF 型　201, 202
Phalenテスト　182, 183
Protection　34

S
Sarlandiare　4
scarpa 三角　114, 129
sigmoid curve　7
SLR　154, 185
somatic afferent pathway　29
straight leg raising　154, 185
Sweet　4
S字状曲線　7

T
TENS　8
Tinel 徴候　182, 183
Tkach　6
transcutaneous electrical nerve stimulation　8

V
VFR　32

Vibration-induced flexion reflex　32

W
Wall　4
Wave form　34

あ
アーチ　205
アキレス腱　92, 93
悪性腫瘍　206
圧迫骨折　190, 193
軋轢音　200
アドソンテスト　144, 177, 179
アリストテレス　2
アレルギー　22
アレルギー性皮膚炎　23
アレルゲン　23
アレンテスト　149, 177, 179
安全回路　16
安全管理　25

い
胃蠕動運動　7
一次求心性線維　29
イヤホン　35
医療過誤　17
院内感染防止　20
インパルス　28
インピンジメント　150
インピンジメント（挟み込み）症候群　121

う
ウイルス性肝炎　19
烏口肩峰アーチ　121
烏口肩峰靱帯　120, 121
烏口鎖骨靱帯　120, 121
烏口上腕靱帯　121
烏口突起　59, 120, 121

211

●索　引

烏口突起炎　121, 177
烏口腕筋　59, 121
内反し　206
うちわ歩行　205

え

エリーテスト　156
円回内筋　68, 69, 107
円回内筋症候群　68
炎症　17, 22
遠心路　28, 30
円錐靱帯　120

お

凹足　205
黄色靱帯　124
黄色ブドウ球菌　21, 24
オートクレーブ　21
オームの法則　12
オシロスコープ　10
オスグッド（シュラッター）病　200
オピオイド受容体　6
温熱療法　174, 175, 186, 189

か

外果　206
下位胸椎棘突起　43
外後頭隆起（部）　41, 46
外膝眼　131
外側広筋　89, 90, 91
外側膝蓋支帯　89, 130, 131
外側上顆　71, 123
外側靱帯　134
外側仙骨稜　126, 127
外側側副靱帯　122, 123, 131, 132
外側頭（上腕三頭筋）　61
外側頭（腓腹筋）　93, 94
階段状変形　190, 196
開張足　205
回内筋粗面　68
外反母趾　205
外閉鎖筋　113
過外転症候群　146
化学伝達物質　30
過誤　17, 25
下行性情報　30

下行性疼痛抑制系　30
下肢伸展挙上テスト　185
下前腸骨棘　89, 128
鵞足　85, 116
下腿骨間膜　95
下腿三頭筋　92
肩こり　41, 42, 47, 176
下殿筋線　78
下部線維（僧帽筋）　42, 43
カラー固定　174
カルシトニン遺伝子関連
　　ペプチド　33
間歇性跛行　196, 197
寛骨臼　89, 128
関節音　201
関節下結節　61
関節環状面　122
関節水腫　200, 201, 202
関節裂隙　132
感染　18
感染経路　19, 20
感染症　17, 18, 192, 197
乾電池　10
嵌頓症状　170
関連痛　192

き

機械的受容器　28
気胸　17, 21, 22, 43, 49, 51, 53,
　　104, 121
基節骨底　95
ぎっくり腰　189
脚長差　198
球関節　120
臼状関節　128
求心性情報　30
求心性神経　8
胸郭出口症候群　50, 144, 172,
　　178
胸最長筋　73
胸鎖乳突筋　45, 47
胸腸肋筋　74
強直性脊椎炎　160
胸痛　21
棘－結節線　111, 112
棘上窩　54, 121
棘上筋　54, 55, 56, 120, 121, 177

棘下窩　54, 56
棘果長　198
棘下筋　54, 55, 56, 121, 177
距腿関節　133
許容値　26
ギヨン管　182
ギヨン管症候群　182
筋萎縮　202, 204
筋収縮　14, 27
筋性防御　186
筋の過緊張　31
筋疲労　32, 70, 95

く

屈曲拘縮　86, 162
鞍関節　130
グラム陽性菌　21
クリップ電極　13
グルコン酸クロルヘキシジン
　　21

け

経口感染　19
脛骨外側顆　82
脛骨神経　111, 118, 119
脛骨粗面　87, 89, 116, 117, 130
脛骨大腿関節　130
脛骨内側顆　87, 130
脛舟部　134
脛踵部　134
痙性歩行　174, 176
頚椎横突起　45, 48, 49, 104
頚椎症　41, 44, 47, 50, 140
頚椎症性神経根症　138, 172
頚椎椎間板ヘルニア　172
頚板状筋　44, 45, 46, 47, 179
経皮的電気刺激　8
頚部神経根症　57, 59, 61, 70,
　　103, 105, 107
頚部脊椎症　174
頚部接着性クモ膜炎　22
頚部痛　172
結核　192
結核性関節炎　162
結節間溝（部）　59, 60
結節－大転子線　111, 112
結帯動作　177

212

結髪動作　177
血流　32, 33
血流改善　32
血流障害　32
血流反応　32, 33
肩関節　120
肩関節周囲炎　120, 121, 177
肩甲下筋　120, 121
肩甲挙筋　43, 45, 47, 48, 49, 103,
　174, 175, 179
肩甲棘　41, 43
肩甲骨　43, 49, 104
肩甲骨内上角（部）　43, 47, 48,
　49, 104
肩甲上神経　120
肩甲上動脈　120
肩甲切痕　120
肩甲背神経　103
肩鎖関節　120, 121
ゲンスレンテスト　158
腱板炎　177
腱板損傷　150
腱板断裂　177
肩峰　41, 43, 120, 121
肩峰下滑液包　121
肩峰下滑液包炎　150, 177
肩峰下包　120

こ

後下腿筋間中隔　101
交感神経　29
後距腓靱帯　134
後脛距部　134
後脛骨筋　100, 101, 102
後根　29
後斜角筋　103
後仙腸靱帯　126, 127
巧緻性障害　174, 176
後頭骨上項線　41
高頻度　12
後部線維　57
硬膜内髄外腫瘍　174
絞扼性障害　66, 107, 116, 117
後弯　194
股関節　128
股関節炎　128, 164
股関節疾患　156

呼吸困難　21, 24
五十肩　54, 120, 150, 177
骨棘　160, 201
骨棘形成　172, 174, 194, 196, 198
骨腫瘍　198
骨髄炎　22, 205
骨粗鬆症　189, 190, 193
コルセット　186, 189
混合型（脊柱管狭窄症）　196,
　197
根症状　77

さ

細菌性心内膜炎　19
最長筋　72, 73
鎖骨　43
鎖骨外側1/2　41
鎖骨下動・静脈　178
鎖骨下動脈　51, 144
鎖骨下動脈瘤　179
坐骨結節　84, 86, 87, 110, 112
坐骨枝　84
坐骨神経　78, 110, 111, 112, 186
坐骨神経痛　80, 110, 111, 118,
　119
坐骨大腿靱帯　128
殺菌　20
サブスタンスP　33
三角筋　57
三角筋粗面　57, 58
三角靱帯　134

し

軸索反射　33
刺激感（覚）　12, 14, 27
刺激時間　32, 33
刺激部位　30, 33
刺激量　31, 33
刺激量‐反応関係　8
視床下部　30
視床下部‐下垂体系　30
耳状面　126
膝蓋下枝　116
膝蓋下脂肪体　200
膝蓋下脂肪体炎　200
膝蓋骨　89, 90, 130, 131
膝蓋骨圧迫テスト　166, 202

膝蓋骨底　89, 90
膝蓋靱帯　89, 130
膝蓋大腿関節　130, 166
膝蓋大腿関節型　201
膝蓋大腿関節障害　200
膝蓋跳動検査　202
膝蓋軟骨軟化症　166
膝窩筋筋膜　87
膝窩動脈瘤　200
膝関節　130
耳軟骨炎　22
しびれ感　172
斜角筋　50, 179
斜角筋三角（部）　51, 144, 178
斜角筋症候群　50, 51, 144, 149
尺側手根屈筋　66, 107, 180, 182
ジャクソン肩押し下げテスト
　138
ジャクソンテスト　172, 175, 176
ジャクソン頭部圧迫テスト　140
斜膝窩靱帯　87
尺骨　122
尺骨神経　107, 108, 109, 180, 182
尺骨神経管　182
尺骨神経管症候群　182
尺骨神経溝　107
尺骨粗面　68
尺骨頭　66, 68
尺骨動脈　182
周波数　2, 12
手根管症候群　172, 183
出血　21
出力強度　35
出力電圧（電流）　12
出力波形　10
出力表示ランプ　16, 35
腫瘍　200, 205
受容器　28
腫瘤　200
上位胸椎棘突起部　43
小円筋　54, 55, 56, 61, 121, 177
小胸筋下間隙　178
上肩甲横靱帯　120
上項線外側部　44
上後腸骨棘　79
使用前チェック　35
上前腸骨棘　82, 83

213

●索　引

小殿筋　77, 78, 79, 188, 199
上橈尺関節　122
消毒　19, 20
消毒用エタノール　20
踵腓靱帯　134
上部線維　42, 43
上腕骨　61, 105
上腕骨外側上顆　71, 122
上腕骨外側上顆炎　70
上腕骨結節間溝部　152
上腕骨大結節（部）　54, 121
上腕骨内側上顆　107, 122
上腕三頭筋　61
上腕頭　66, 68
上腕二頭筋　59
上腕二頭筋短頭　121
上腕二頭筋長頭筋腱　177
上腕二頭筋長頭腱炎　59, 152,
　177
ショック　24
尻上がり現象　156, 185
自律神経　8, 33
自律神経中枢　30
神経根圧迫　157
神経根型（脊柱管狭窄症）　196,
　197
神経根刺激症状　157
神経根症　99, 138, 174, 190, 194
神経刺激テスト　146
深指屈筋　107
心臓損傷　24
靱帯損傷　120
心タンポナーデ　24
振動誘発屈曲反射　32

す

頭重感　44
ストレッチ　187
スパーリングテスト　142, 172,
　175, 176
すべり症　189

せ

静菌状態　20
正中神経　107, 108, 109, 183
脊髄　28
脊髄圧迫症状　174

脊髄腫瘍　174
脊髄症状　176
脊髄・神経損傷　23
脊髄網様体路　29
脊柱管狭窄症　189, 190
脊柱起立筋　72, 73, 76, 125, 185,
　186, 188, 189, 190, 193, 194, 196
脊椎圧迫骨折　193
脊椎カリエス　192
脊椎分離症　185, 187
接触皮膚炎　22
折鍼　14, 25, 27
節前ニューロン　29
セロトニン　30
線維輪　172
前下腿筋間中隔　95, 98, 99
前距腓靱帯　134
前脛距部　134
前脛骨筋　95, 96, 97, 206
仙結節靱帯　77
仙骨　126
仙骨神経叢　110
仙骨粗面　126
浅指屈筋腱弓　107
前斜角筋　50, 51
前十字靱帯　168
浅・深指屈筋　67
喘息　22
前側索　29
仙腸関節　126, 189
仙腸関節疾患　156
仙腸関節捻挫　126
先天性胸骨孔　24
先天性股関節脱臼　197, 198
前部線維　57

そ

総腓骨神経　111
僧帽筋　41, 45, 47, 174, 175
僧帽筋下部線維　53
僧帽筋上部線維　45
双方向パルス波　27
足関節　133
足関節捻挫　98, 133
足底筋　118
側方圧迫　172
鼠径靱帯　114

足根骨　100
足根洞症候群　205
粗密波　15

た

第1中手骨　63
第1中足骨底　95
大円筋　56, 61
大結節稜　54
第5中手骨底　66
第5中足骨粗面　99
体性感覚神経　28
体性求心路　28, 29
体性－自律神経反射　30
大腿筋膜　82
大腿筋膜張筋　82, 83, 193, 196,
　202
大腿脛骨関節型　201
大腿骨外側上顆　131
大腿骨頚部　128
大腿骨頚部骨折　190, 193
大腿骨頚部内側骨折　198
大腿骨粗線　84, 86, 89
大腿骨転子間線　89
大腿骨頭　128, 129
大腿骨頭無腐性壊死　197
大腿骨内顆間距離　201, 202
大腿骨内側顆　131
大腿骨内側上顆　84, 85, 130
大腿三角　114, 129
大腿四頭筋　89, 90, 114, 130,
　202, 204
大腿四頭筋拘縮　156
大腿周径　202
大腿神経　113, 114, 199
大腿神経伸展テスト　114, 156,
　185
大腿直筋　89, 90, 91
大腿二頭筋　86, 87, 88, 111
大腿方形筋　110
大殿筋　77, 78, 79, 81, 111, 188,
　193, 202
大転子　78, 80, 82, 83, 89, 90,
　110, 129
大内転筋　84, 85, 91, 114
第7頚椎　41, 42
大縫線核　30

214

タイマースイッチ　16
大腰筋　113
ダウバーンサイン（ダウバーン
　テスト）　150, 177
棚（タナ）障害　200
多裂筋　124, 125
断続波　4, 15
膻中穴　24
短内転筋　114
弾撥　170
弾撥音　170
短腓骨筋　98, 99
単方向パルス波　13
短母指外転筋　183
短母指伸筋　63, 64, 184
短母指伸筋腱　184

ち
チアノーゼ　21, 24
知覚異常　174
治効メカニズム　28
恥骨下枝　84
恥骨筋線　84
恥骨結合　84
恥骨大腿靭帯　128, 129
中間広筋　89, 90
肘関節　122
中斜角筋　50, 51, 103
中心性圧迫　172
中枢神経（系）　8, 28
中足骨痛　205
中殿筋　77, 78, 79, 83, 188, 193
肘頭　61, 66
中脳　29
　　30
中脳中心灰白質（中脳水道周囲
　灰白質）　30
肘部管　180
肘部管症候群　172, 180
中部線維　42, 43, 57
腸脛靭帯　77, 82, 83
腸脛靭帯炎　83
腸骨　126
腸骨大腿靭帯　128, 129
腸骨翼　78
腸骨稜　75, 77, 78, 79, 126
腸骨稜外唇　78

長指屈筋　100, 102
長指伸筋　95, 96, 206
長掌筋　69
長・短橈側手根伸筋　71
長頭（上腕三頭筋）　61
長頭腱（上腕二頭筋）　60
長内転筋　114
蝶番関節　130, 133
長腓骨筋　98, 99
長母指外転筋　63, 64, 184
長母指外転筋腱　184
長母指屈筋　100, 101, 102
長母指伸筋　95, 96
腸腰筋　156
腸腰筋拘縮　156
腸腰靭帯　75, 126, 127
腸肋筋　72, 73
鎮痛系　8, 30

つ
椎間関節（部）　124, 125, 190,
　194, 197
椎間孔圧迫テスト　172, 175
椎間板症　190
椎間板ヘルニア　77, 185, 189,
　196
椎間板変性　194, 195
椎体圧迫骨折　190
痛風　205

て
手洗い　20
ディジェリンサイン　157
低周波　12
低周波治療器　8
低周波鍼通電装置　10
低周波パルス信号　10
ディスポーザブル鍼　20
ディスポーザブル製品　20
低頻度　12
テニス肘　70, 71, 122
電圧　2, 10, 12
転移性腫瘍　192
電気魚　2
電気刺激装置　2
電気刺激療法　2
電気ショック　16, 25

電気分解　14, 27
殿筋筋膜　78
殿筋粗面　77
電源　10
転子間線　128
電食　14, 27
伝導路　28
電流密度　27
電流（量）　10, 12

と
凍結肩　177
橈骨　122
橈骨遠位端骨折　193
橈骨茎状突起（部）　70, 71
橈骨神経　61, 105, 106
橈骨神経溝　61, 105, 106
橈骨神経痛　105
橈骨粗面　59
橈骨輪状靭帯　122
動作開始時痛　190, 194, 201
頭板状筋　44, 45, 46, 47
トーマステスト　162, 199

な
内果　134, 206
内膝眼　131
内側楔状骨　95, 99
内側広筋　89, 90, 91
内側膝蓋支帯　130, 131, 201
内側上顆　66, 68
内側上顆炎　66
内側上腕筋間中隔　68, 107
内側靭帯（足関節）　134
内側側副靭帯　122, 123, 131, 132
内側頭　61, 93, 94
内側二頭筋溝　107, 108
内側半月板　130
内転筋管　116
内反膝　83
内反変形　202
内閉鎖筋　110

に
肉離れ　84, 86
日常生活動作　177
ニュートンテスト　160

●索　引

乳様突起（部）　44, 45, 46

ね

捻挫　122

の

脳幹　29
脳脊髄液圧　157
ノルアドレナリン　30

は

敗血症　24
排尿・排便障害　192
背部痛　72
破格　110
波形　13
薄筋　84, 85, 113
発熱　192
パトリックテスト　164, 198
馬尾型（脊柱管狭窄症）　196,
　197
ハムストリングス　202
鍼刺激　28
鍼鎮痛　6
鍼通電刺激　28
鍼通電療法　2
鍼電極　10
鍼電極低周波治療器　10
鍼麻酔　4
パルスジェネレーター　4
パルス波　10, 15
パルス幅　12
半月板損傷　170, 201
半腱様筋　86, 87, 88
反射　8
反射性筋緊張　32
板状筋　174, 175
半膜様筋　86, 87, 88

ひ

腓骨筋　206
腓骨頭　86, 87, 92, 98, 131
膝OA　201
膝くずれ　201
ヒト免疫不全ウイルス　19
皮内鍼　4
腓腹筋　92, 93, 118, 119, 204, 206

表面電極　8, 10, 53
ヒラメ筋　92, 93, 94
ヒラメ筋腱弓　118

ふ

ファベラ　200
ファラデーの法則　14
不安状態　24
フィンケルスタインテスト
　153, 184
複関節　122
副交感神経　29
伏在神経　116, 117
副腎皮質刺激ホルモン　30
フック電極　13
ブラガードサイン　154
分離・すべり症　195

へ

閉鎖神経　113, 114, 199
平面関節　120, 124
ベーカー嚢腫　200
ペースメーカー　26
β－エンドルフィン　30
ペルデス病　197, 198
変形性関節症　126
変形性股関節症　113, 128, 129,
　197, 198
変形性膝関節症　83, 89, 130,
　200, 201
変形性脊椎症　160, 189, 190, 194
変形性足（距腿）関節症　133,
　206
変股症　197, 198
変性すべり症　195
扁平足　205

ほ

縫工筋　83, 84, 114, 116, 117
膀胱直腸障害　174
放散痛　57, 59, 61, 105, 113, 114,
　118, 172, 180, 185, 188, 192,
　195, 196, 199
保護　34
母指基節骨底　63
ポリモーダル受容器　28
ボルタ電池　2

ホルモン　8
ボンネットサイン　154

ま

埋没鍼　17
マクマレーテスト　170, 201
マクロショック　25, 26
マッサージ　174, 175

み

ミクロショック　25, 26
脈管テスト　146

む

無菌状態　20
鞭打ち症　41

め

メカニズム　28
滅菌　20
滅菌処理　20

も

モートン病　205
モーリーテスト　148, 177, 179
モノアミン　30
漏れ電流　27

や

ヤーガソンテスト　152, 177

ゆ

有害作用　17
有鈎骨　66
有痛性歩行　205

よ

腰神経後枝内側枝　124
腰仙靱帯　189
腰仙部神経根症　154
腰腸肋筋　74
腰椎圧迫骨折　189, 190
腰椎すべり症　190, 192, 195
腰椎椎間板ヘルニア　111, 154,
　185
腰椎捻挫　185, 189
腰椎分離　189

●索　引

腰椎肋骨突起　76
腰痛　72, 75, 124
腰痛症　188
腰部神経根症　82, 95, 98, 110,
　113, 114, 118
腰部脊柱管狭窄症　196
腰部変性後弯　190
腰方形筋　75, 76, 188, 193, 194,
　196
用量−反応関係　7
用量−反応曲線　7

ら

ライトテスト　146, 177, 179
ラセーグ徴候テスト　111, 154,
　185, 194

ラックマンテスト　168

り

リード線　13
梨状筋　78, 80, 81, 110, 112
梨状筋下孔　112
梨状筋症候群　80
離脱不能　26
立方骨粗面　98
菱形筋　52, 53, 103
菱形靱帯　120
両側同時気胸　22
良導絡療法　4

れ

連続波　4, 15

ろ

老人性骨粗鬆症　193
肋鎖間隙　178
肋骨　104
肋骨角　73
肋骨突起　126

わ

腕尺関節　122, 123
腕神経叢　51, 103, 105, 107, 144,
　178
腕橈関節　122, 123
腕橈骨筋　59, 70, 105

●監　修／大島　宣雄　工学博士
　1963年　京都大学工学部化学機械学科　卒業
　1965年　京都大学大学院工学研究科　工学修士
　1973年　工学博士（京都大学）
　1974年　筑波大学基礎医学系助教授
　1979年　筑波大学基礎医学系医工学教授
　2002年　筑波大学基礎医学系長・教授
　2004年　筑波大学産学リエゾン共同研究センター
　　　　　シニア・コーディネーター
　現　在　筑波大学名誉教授

●著　者／山口　眞二郎　博士（医学）
　1986年　筑波大学　卒業
　1988年　筑波大学　非常勤講師
　1990年　常総医療センター東洋医学診療科　非常勤
　1998年　筑波大学大学院修士課程 医科学研究科 整形外科 修了 修士（医科学）
　2002年　筑波大学大学院博士課程 医学研究科 医工学 修了 博士（医学）
　2002年　筑波大学先端学際領域研究センター客員研究員
　2003年　筑波大学基礎医学系医工学研究室研究員
　2005年　鍼灸マッサージ研究情報センター（AMRic）代表
　現　在　AMRic ホーホー治療院　院長

鍼通電療法テクニック
― 運動器系疾患へのアプローチ ―

　2001年 6 月 5 日　初版 1 刷
　2001年12月10日　初版 2 刷
　2003年 7 月15日　第 2 版 1 刷
　2004年 8 月25日　改訂第 3 版 1 刷
　2025年 1 月10日　改訂第 4 版 6 刷

　監 修 者　大島　宣雄
　著　　者　山口眞二郎
　発 行 者　戸部慎一郎
　発 行 所　株式会社 **医道の日本社**
　　　　　　〒237-0068 横須賀市追浜本町1－105
　　　　　　電　話(046) 865-2161
　　　　　　FAX (046) 865-2707

　2001 ⓒ S. Yamaguchi
　印刷　ベクトル印刷株式会社
　ISBN978-4-7529-1462-4　C3047

医道の日本社がお奨めする副教本

身体運動の機能解剖 改訂版

著：Thompson・Floyd　訳：中村千秋　竹内真希
B5判295頁　定価（本体4,300円＋税）

1948年にアメリカで発刊されて以来、20世紀のアメリカスポーツ界と共に歩んできた本書が今回、大幅に加筆され、一部イラストも美しく修正された。アスレティック・トレーナー、理学療法士をはじめ体力改善や維持に携わる人々のテキストに最適。

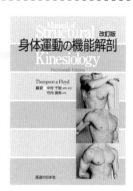

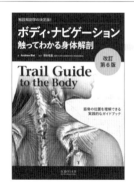

[改訂第6版] ボディ・ナビゲーション ―触ってわかる身体解剖―

著：Andrew Biel　監訳：阪本桂造（昭和大学医学部整形外科学教室客員教授）
B5判432頁　定価（本体5,800円＋税）

治療家の基盤となる「触診」技術を初歩から学べるベストセラーの改訂最新版。カラーのイラストで解剖や触診の組織をよりリアルに表現し、過去の版をお持ちの方にもおすすめ。人体の皮膚、筋膜、筋、軟部組織、神経、血管、リンパ管、すべての構造を言葉で表現できるところまで導く必携の1冊。

鍼灸臨床 問診・診察ハンドブック

著：出端昭男
B5判153頁　定価（本体3,200円＋税）

著者はこれまで一貫して臨床鍼灸師の立場に立った病態の鑑別、問診の仕方、予後の観察といった、病態の客観的な理解に力を注いできた。「問診の仕方」も、病状の聞き方によっていかに多くの正確な情報が得られるか、改めて知った読者も多いはずである。

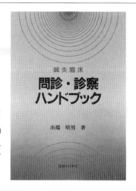

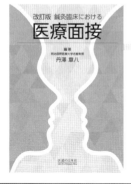

改訂版 鍼灸臨床における 医療面接

編著：丹澤章八
A5判212頁　定価（本体2,100円＋税）

「医療面接は問診とどこが違うの？」「臨床に自信はあるが、患者さんと話すのが苦手…」「会話はうまくいっているのに、なぜか患者さんとくい違いが生じる」などなど、これから鍼灸臨床の場に臨もうとする新人鍼灸師はもちろん、ベテラン鍼灸師までより良い臨床を行うための必携の1冊。

フリーダイヤル 0120-2161-02　医道の日本社　ご注文 FAX 046-865-2707